岭南温病学派古今验案发挥

于征淼　著　　　吴智兵　审阅
彭胜权　林培政　钟嘉熙　顾问

中国中医药出版社
·北京·

图书在版编目（CIP）数据

岭南温病学派古今验案发挥 / 于征淼著 . —北京：中国中医药
出版社，2018.8
ISBN 978 - 7 - 5132 - 5013 - 9

Ⅰ . ①岭… Ⅱ . ①于… Ⅲ . ①温病学说—医案—汇编—中国
Ⅳ . ① R254.2

中国版本图书馆 CIP 数据核字（2018）第 112003 号

中国中医药出版社出版

北京市朝阳区北三环东路 28 号易亨大厦 16 层
邮政编码　100013
传真　010-64405750
赵县文教彩印厂印刷
各地新华书店经销

开本 710 × 1000　1/16　印张 6　字数 76 千字
2018 年 8 月第 1 版　2018 年 8 月第 1 次印刷
书号　ISBN 978 - 7 - 5132 - 5013 - 9

定价　24.00 元
网址　www.cptcm.com

社 长 热 线　010-64405720
购 书 热 线　010-89535836
维 权 打 假　010-64405753

微信服务号　zgzyycbs
微商城网址　https://kdt.im/LIdUGr
官方微博　http://e.weibo.com/cptcm
天猫旗舰店网址　https://zgzyycbs.tmall.com

如有印装质量问题请与本社出版部联系（010-64405510）

传承岭南温病，
做好发扬创新。

彭胜权题
二〇一五年十月

基础探究得精华

经典发挥于临床

林培政

二〇一五冬

前　言

　　病案对于学习中医的重要性是毋庸置疑的。

　　自 1997 年至今，我一直在广州中医药大学温病学教研室和第一附属医院脑病科工作。初上讲台之时，即深感《温病学》课堂教学的压力，要将这样深奥、枯涩的中医经典知识让学生理解，实在是一项很有挑战性的工作。对于这个问题的解决，病案能够提供最好的帮助。所以，我多年来一直重视病案的收集，通过病案学习让学生领悟中医。

　　中医病案可谓"汗牛充栋"，其筛选工作极具难度。精彩的中医病案往往都是独一无二的，不能用统计学的方法去评判疗效，而表面上的疗效也未必反映真理。例如，"风"是善行而数变的，短暂性脑缺血发作虽可导致严重的神经功能缺失，但会在短期内自愈；再比如良性位置性眩晕的症状极为强烈，但常可自愈。这些情况就如俗话所言，"鸡叫，天明；鸡不叫，天也明"。更不必说许多医院中多为中西医并用，分不清哪些是中医的疗效，哪些又是西医的疗效。

　　多年来，我在教学及临床工作中收集了大量的病案，并努力对其评价筛选，尽我的所知所学，选其精华，辑为此书。

　　本书所载的病案包括三个部分，分别来源于典籍、跟师学习和我的临证实践："昔贤篇"收载古代温病名家医案，多选自林培政教授主编的《温病学》新世纪全国高等中医药院校规划教材

（本书中所言"教材"均指该书）；"彭师篇"是我跟随彭胜权教授学习所得；"力行篇"为本人医案。

"今方"部分收载了本教研室多位教授的经验方剂，他们长期奋战在临床一线，这些方剂是他们的"实战"经验总结。该部分内容严格忠实于原创者本人的学术思想，除了刘老之外，写作内容均得到了原创者本人的审阅和认可。写作提纲挈领，文辞简要，便于读者学习掌握。

虽名为"编"书，但本书具有较强的原创性。本书最大的特点，在于其时代性和岭南温病学派特色。即使是古代病案，也根据今日之中医理论进行分析和发挥，以今日之思维为其撰写按语，表达今日之观点。由于个人的学习工作经历，这些病案中不难发现岭南温病学派思想的痕迹。

本书具有一定的深度，特别适合温病学专业的教师、医师和研究生用以学习提高，也适合广大中医师和学有余力的同学们深造，用心去体味其中的温病学经典思想，了解今日中医的新特点。为了更好地读懂本书，推荐读者首先应掌握《温病学》教材中的基础知识。

全书经过数次认真校对，也逐一核实了所有的古文。如果还存在百密一疏的错误，敬请读者批评指正。

感谢吴智兵教授对本书的审阅，感谢彭胜权、林培政、钟嘉熙教授对本书提出的宝贵意见。

最后，特别感谢我的妻子陈晶博士对于写作和校对本书的倾力帮助。

于征淼

2018 年 03 月 01 日　于广州

目 录

昔贤篇

一、风温犯肺（腺病毒肺炎）

张某，男，2岁，1959年3月10日因发热三天住某医院。住院检查摘要：血常规：白细胞总数27400/mm^3，中性76%，淋巴24%，体温39.9℃，听诊两肺水泡音。诊断：腺病毒肺炎。病程与治疗：住院后，曾用青霉素、链霉素、合霉素治疗。会诊时仍高热无汗，神昏嗜睡、咳嗽、微喘、口渴，舌质红，苔微黄，脉浮数，乃风温上受，肺气郁闭，宜辛凉轻剂，宣肺透卫，方用桑菊饮加味。处方：

桑叶一钱，菊花二钱，连翘一钱五分，杏仁一钱五分，桔梗五分，甘草五分，牛蒡子一钱五分，薄荷八分，苇根五钱，竹叶二钱，葱白三寸。共进两剂。

药后得微汗，身热略降，咳嗽有痰，舌质正红，苔薄黄，脉滑数，表闭已开，余热未彻，宜予清疏利痰之剂。处方：

苏子一钱，前胡一钱，桔梗八分，桑皮一钱，黄芩八分，天花粉二钱，竹叶一钱五分，橘红一钱，枇杷叶二钱。再服一剂。

微汗续出而身热已退，亦不神昏嗜睡，咳嗽不显，唯大便两日未解，舌红减退，苔微黄腻，脉沉数，乃表解里未和之候，宜原方去苏叶，加枳实一钱，莱菔子一钱，麦芽二钱。

服后体温正常，咳嗽已止，仍未大便，舌中心有腻苔未退，脉滑数，乃肺胃未和，拟调和肺胃，利湿消滞。处方：

冬瓜仁四钱，杏仁二钱，苡仁四钱，苇根四钱，炒枳实一钱五分，莱菔子一钱五分，麦芽一钱，焦山楂二钱，建曲二钱。

服两剂诸症悉平，食、眠、二便俱正常，停药食养痊愈出院。（选自《蒲辅周医案》）

【教材按】本例系小儿风温，初诊时辨证为肺气郁闭而以辛凉轻剂宣肺透卫为治。患者临床表现既有高热、咳喘、口渴、舌红、苔微黄等肺热内郁表现，又因小儿体弱神怯，在痰热内郁侵扰心神情况下，同时出现神昏、嗜睡。蒲氏根据小儿稚阴稚阳特点，药用轻清宣肺透卫，以桑菊饮加牛蒡子、竹叶、葱白为治，意在辛透凉泄，冀表邪解而里热清。服药后微汗出，郁表之邪随汗出而解，同时肺气被宣，里热渐清，热势渐退，唯余热痰邪未彻，故再予以清疏利痰之剂则热退、咳止、神苏。但热退之后，患儿大便多日未行，且苔腻、脉滑数，说明胃肠有湿热及饮食积滞，故转以消食、化积、和胃、渗湿而痊愈。该案说明，小儿邪热壅肺，不以大剂清热平喘，而重在辛凉轻透，仍可达到热退、咳止、神苏之治疗效果。此例还说明，气分邪热壅肺，灼津为痰，痰热侵扰心神，也可出现神志异常，不用开窍苏神，施以辛凉轻透仍可使邪热透达，痰热清化，而神志自然得苏。对于后期食积湿滞胃肠，出现大便多日不行，食少，苔腻等症，不以消导攻下为治，而是用杏仁肃降肺气于上，用枳实、莱菔子、麦芽、山楂、建曲健胃、消积于中，以苡仁、冬瓜仁渗湿于下，使湿化积消，气机通调，则大便通行正常。

【作者按】温病的治疗原则，强调"透"和"泄"二字。温病性质属热，泄热之法当然重要；而"透"法更是体现了外感病的治疗特点，由里达表为顺，由表入里为逆。对此外感病与内伤杂病治疗原则上的区别，应该注意领会。"在卫汗之可也"，讲的是"透"；"到气才可清气"，说明不要太早使用过于寒凉的药物，故用"才"字，其中的白虎汤等方剂能辛寒透泄，也体现"透"法；"入营犹可透热转气",还是要"透";后期的青蒿鳖甲汤等方剂也同样强调透法。简单而重要的道理,却会在临床工作中屡屡被忽视。特别是许多清热解毒的中成药品种上市后,有些医生把它们当作抗生素或抗病毒药来使用。苦寒清热解毒的中药,被现代药理证明能抗菌、抗病毒,当然能治疗细菌、病毒感染性疾病。所以,不需要考虑中医辨证,就可以使用清热解毒中药治疗这些疾病,这显然是一种误解。

中国古代哲学和中医学都重视"因势利导"。大禹的父亲叫鲧,鲧治水用的是"息壤"。息壤应该也是一种土,一种神奇的土,放在哪里,立刻就会膨胀生长,把水堵住,但是他最终治水失败了。于是,大禹子承父业,去治理水患,但他改变了策略,用疏导的方法,把洪水都引到大海里去,终于获得了成功,成了英雄。古代神话蕴含着深刻的哲学思想,中医学的许多道理与之相通。病在上者,可用吐法;病在下者,可用下法;病在表者,当用汗法,伤寒用辛温发汗,风温用辛凉透解。总之,应该因势利导。蒲辅周先生此案,患儿高热神昏,病情严重,蒲老使用辛凉轻剂桑菊饮治疗,可谓举重若轻,有"四两拨千斤"之妙。

对于这个病案,可能存在一个疑问:患儿高热神昏,为何不从营分证"逆传心包"来论治呢?心包未必属营分。教材"湿热类温病"一章中的"湿热酿痰蒙蔽心包"一证,就是属于气分的,用菖蒲郁金汤来治疗。本案属于卫分,无汗而且脉浮数便是明证,故用桑菊饮辛凉宣肺,获得良效。

这就带来下一个问题:蒲老先生的高招是否很难效仿呢?在本案中,他从卫分辨治此高热神昏病例,那么,教材中讲过卫分证出现神昏吗?答案是肯定的。心主血属营,神昏谵语当然最常见于营血分证候,在教材"温病的诊法"一章中,讲"神昏谵语"常出现于五种情况:第一是邪热夹痰内闭心包;第二是营热扰心;第三是血热扰心；第四是热结肠腑，胃中浊热，上熏神明；第五便是小儿脑髓未充，感受风热病邪，肺经郁热，热迫心包，此种情形，一般仅见于小儿，是由其"脏腑娇嫩，稚阴稚阳"的生理特点所决定的。

◪ 二、春温热结阳明

王跛石弟患春温，始则谵语发狂，连服清解大剂，遂沉昏不语，肢冷如冰，目闭不开，遗溺不饮，医者束手。孟英诊其脉弦大而缓滑，黄腻之苔满布，秽气直喷。投承气汤加银花、石斛、黄芩、玄参、石菖蒲，下胶黑矢甚多，而精神稍清，略进汤饮。次日去硝黄，加海蛰、莱菔、黄连、石膏，服两剂而战解，肢和，苔退，进粥，不劳余力而愈。（选自《王孟英医案》）

【教材按】春温伏热自发，初则神昏谵语，但未见营血证候，知其病在气分。前医使用清解之剂亦可，唯其连投大剂而失于透达，以致伏热为寒凉所遏，故药后病加，反见昏沉不语，肢冷如冰，目闭不开等状似阳气虚衰而实为热深厥逆之候。但其脉弦大而缓滑，黄腻之苔满布，秽气直喷，故其病仍在气分，唯阳明壮热已与燥屎互结，热逼膀胱则遗尿；燥热结于阳明，胃气不降，则秽浊之气上泛而不欲饮食。故王氏以承气荡涤腑实，加银花、黄芩清热解毒，石斛、玄参生津润燥，石菖蒲以辟秽。药证相符，故服后便下胶黑矢甚多，燥热浊气得以下泄，则精神稍清，略进汤饮。后去硝黄，加清热解毒之品以扫余邪。待邪却正复，则病从战汗而解。

【作者按】此案有趣，篇幅甚短，道理甚深。我在讲授《温病学》时，常以此案病情做课堂讨论，同学们会给出五花八门的答案，而当公布正确答案之后，不少同学认为答案"匪夷所思"。我还发现了一个奇怪的现象，在本科班里，同学们诸多的答案中常包括正确的治法——下法，研究生班的水平虽然高于本科班，却常无正确答案。这说明一个道理：不积跬步，无以至千里（《荀子·劝学》）。本科班的同学们，刚刚学习了《温病学》课程，掌握着基础知识；而研究生们已经淡忘了温病学的基础知识。下面，就从这个病例出发，谈谈它到底涉及了哪些基础知识。

首先，第一个知识点是"神昏谵语"，据教材讲，温病中出现神昏谵语，共计五种情形：热闭心包、营热扰心、血热扰心、热结肠腑、小儿肺经风热内迫心包（"病案一"即是这种情况）。在本案中，第5种情形肯定不可能，那么前4种情形中到底像哪个？看起来该患者似乎并没有营分或血分的表现，营血分的表现一般很有特征性，如斑疹、出血、舌绛等，不易漏诊。再往下看：

其次，第二个知识点是"身热肢厥"。患者出现"肢冷如冰"，但观其舌脉，必属实热证，所谓真热假寒。教材里怎么讲"身热肢厥"？"为热郁于里，阳气不能外达四肢，是邪热深伏，阳盛于内，拒阴于外，此为内真热外假寒。多见于营血分，也可见于气分腑实内结，邪热闭郁"。分析到这里，思路已经渐渐地清晰了，大致有两个方向：一是营血分热，二是腑实证。至于气分无形热盛，已经基本排除了，因为"连服清解大剂"也未能获效，另外"神昏谵语"和"身热肢厥"都不是气分热盛证的典型表现。

再次，舌为心之苗窍，舌苔乃胃气熏蒸所成。一般来说，卫、气分之舌红，局限在舌边尖，罩有薄白苔；气分之舌红，多罩黄苔；而营血分则全舌质纯红无苔。本案之"黄腻之苔满布，秽气直喷"反映的是邪在胃肠。

最后，再将思维发散至其他的知识点。吴鞠通《温病条辨》下焦篇原文第28条："风温、温热、温疫、温毒、冬温，邪在阳明久羁，或已下，或未下，身热面赤，口干舌燥，甚则齿黑唇裂，脉沉实者，仍可下之；脉虚大，手足心热甚于手足背者，加减复脉汤主之。"看来，若"邪在阳明久羁"，未入营血，大致可分为两种情形，鉴别点在于"脉实"还是"脉虚"。"若实证居多，正气未至溃败，脉来沉实有力，尚可假手于一下"，脉虚者就法当救阴了。本案脉象属于实脉，按照吴鞠通先生的观点，遇到这种病情时，首先应当想到的就是用下法，与王孟英先生不谋而合了。

所以，薄薄教材很深刻，真正读懂不容易。

三、暑温变证

许少卿妻，夏初患感，何某十进清解，病不略减，邀诊于孟英。脉至弦洪豁大，左手为尤，大渴大汗，能食妄言，面赤足冷，彻夜不瞑。孟英曰：证虽属温，而真阴素亏，久伤思虑，心阳外越，内风鸱张，幸未投温补，尚可无恐。予龙、牡、犀、珠、龟板、贝母、鳖甲、竹沥、竹叶、辰砂、小麦、玄参、丹参、生地、麦冬大剂投之。外以烧铁淬醋，令吸其气，蛎粉扑止其汗，生附子捣贴涌泉穴。渐以向愈，而阴不易复，频灌甘柔滋镇，月余始能起榻。季夏汛行，唯情志不怡，易生惊恐，予麦、参、熟地、石英、茯神、龙眼、甘、麦、枣、三甲等药善其后。（选自《王孟英医案》）

【教材按】本案为暑温阴竭阳浮之变证。患者本系外感暑热之邪，唯其真阴素亏，久伤思虑，无水以制火热，故虽十进清解，不仅病不略减而反生它变。若前医能详查体质，细询发病之由，而采用养阴清暑之法亦不致此。王氏接手之时，亦颇多迷惑之处：大渴大汗，面赤妄言，似属里热亢盛，但其脉弦洪豁大，且左手为尤，妄言而彻夜不瞑，面赤而足冷，则非实热之象。综观脉证，乃是真阴衰竭而阳无所恋，心气不足而神不守舍。此时若继投清解或改用温补皆非所宜，甚至可致患者于非命。故王氏谨守病机，而投以大剂龙、牡、龟、鳖等药，以滋填潜镇，清热豁痰，养心安神，并外用醋淬烧铁、牡蛎粉以急止津气之外泄，生附子捣贴涌泉以引纳浮阳。药与证符，且内外合治，故其病渐以向愈。

【作者按】此案可与"病案二"参照学习，仍可参照《温病条辨》下焦篇原文第28条所述的两种情形："风温、温热、温疫、温毒、冬温，邪在阳明久羁，或已下，或未下，身热面赤，口干舌燥，甚则齿黑唇裂，脉沉实者，仍可下之；脉虚大，手足心热甚于手足背者，加减复脉汤主之。"既然已经"十进清解"，应该算得上"邪在阳明久羁"了。要"二选一"：实者用下法，虚者要救阴。由《温病条辨》的原文来指导辨证，就把病例分析题简化为单项选择题了，思路清晰多了。

为何"病不略减"呢？若是阳明腑实证，清气之法必不获效；如是真阴耗竭，则属于虚热，清气之法自然也无法获效。二者如何判断？首先，"病案二"中，"黄腻之苔满布，秽气直喷"说明胃肠实热，而本案中，"能食"说明病不在胃肠。其次，"面赤足冷"提示并非实热证，而属虚阳上越。再次，既往史也有助于判断，孟英先生言其"真阴素亏、久伤思虑"。综合各种因素，辨证为真阴衰竭，重剂救阴而愈。

▨ 四、体虚感冒

江应宿治其岳母，年六十余，六月中旬，劳倦中暑，身热如火，口渴饮冷，头痛如破，脉虚豁，二三至一止。投人参白虎三帖，渴止热退。唯头痛，用白萝卜汁吹入鼻中，良愈。（选自《古今医案按》）

【教材按】本案为暑温气虚热盛之证。患者年高体虚，加之劳倦伤气，复感暑邪而症见身热如火，口渴欲饮，头痛如破等暑热伤津之候及脉见虚豁之正虚之象。王氏用白虎以清暑热，人参扶其正气，药中病机，故三帖而渴止热退。后用清热化痰祛风的萝卜汁吹鼻，治其头痛。

【作者按】"夏暑发自阳明"，叶天士此语道出暑温初发之特点。很多温病初起是有卫分表证的，但因为暑性炎热酷烈，为"壮热之气"，所以暑温常可不经卫分阶段，而初起以阳明里热证为特点，有时亦会兼夹寒、湿等表邪。"壮火食气"，极易伤津耗气。人参白虎汤有《重订通俗伤寒论》《回春》《痘疹全书》等多种不同版本，药味有所出入，但大致与白虎加人参汤相仿，能清解暑热、益气生津，治疗暑伤津气之证。

暑热之邪为实，津气损伤为虚，临证当明辨虚实之孰轻孰重。实证者，清暑用白虎汤，兼能生津；实中夹虚，暑热为主、伴津气损伤者用白虎加人参汤；虚证明显，津气损伤为主、暑热之邪未解者用王氏清暑益气汤。另有李氏清暑益气汤，清暑生津之力弱，而益气除湿之功强，治疗暑湿伤气证。这些都是非常经典的治疗暑病方剂，疗效非常好，应该熟悉掌握。

雷少逸在《时病论·暑温》中说："夫暑邪伤人，有伤暑、冒暑、中暑之分。"又说："伤暑者，静而得之为伤阴暑，动而得之为伤阳暑。冒暑者，较伤暑为轻，不过邪冒肌表而已。中暑者，即中暍也，忽然卒倒，如中风状。"西医亦有"中暑"之概念，指在高温和热辐射的长时间作用下，机体体温调节障碍，水、电解质代谢紊乱及神经系统功能损害的症状的总称。中医"中暑"主要类似于西医之夏季各种急性感染性疾病暴发出现意识丧失者，应也包括西医之"中暑"。

◪ 五、温燥伤肺

病者：王敬贤，年三十五岁，业商，住南街柴场弄。

病名：温燥伤肺。

原因：秋深久晴无雨，天气温燥，遂感其气而发病。

证候：初起头疼身热，干咳无痰，即咳痰多稀而黏，气逆而喘，咽喉干痛，鼻干唇燥，胸满胁痛，心烦口渴。

诊断：脉右浮数，左弦涩，舌苔白薄而干，边尖俱红，此《内经》所谓"燥化于天，热反胜之"是也。

疗法：遵经旨以辛凉为君，佐以苦甘，清燥救肺汤加减。

处方：冬桑叶三钱，生石膏四钱（冰糖水炒），原麦冬钱半，瓜蒌仁四钱（杵），光杏仁二钱，南沙参钱半，生甘草七分，制月石二分，柿霜钱半（分冲），先用鲜枇杷叶一两（去毛筋）、雅梨皮一两，二味煎汤代水。

次诊：连进辛凉甘润，肃清上焦，上焦虽渐清解，然犹口渴神烦，气逆欲呕，脉右浮大搏数者，此燥热由肺而顺传胃经也。治用竹叶石膏汤加减，甘寒清镇以肃降之。

次方：生石膏六钱（杵），毛西参钱半，生甘草六分，甘蔗浆两瓢（冲），竹沥夏钱半，原麦冬钱半，鲜竹叶三片，雅梨汁两瓢（冲）。先用野菰根二两、鲜茅根二两（去皮）、鲜刮竹茹三钱，煎汤代水。

三诊：烦渴已除，气平呕止，唯大便燥结，腹满似胀，小溲短涩，脉右浮数沉滞。此由气为燥郁，不能布津下输，故二便不调而秘涩，张石顽所谓"燥于下必乘大肠也"。治以增液润肠，五汁饮加减。

三方：鲜生地汁两大瓢，雅梨汁两大瓢，生莱菔汁两大瓢，广郁金三支（磨汁约两小匙），用净白蜜一两，同四汁重汤炖温，以便通为度。

四诊：一剂而频转矢气，两剂而畅解燥矢，先如羊粪，继则夹有稠痰，气平咳止，胃纳渐增，脉转柔软，舌转淡红微干，用清燥养营汤，调理以善其后。

四方：白归身一钱，生白芍三钱，肥知母三钱，蔗浆两瓢（冲），细生地三钱，生甘草五分，天花粉二钱，蜜枣两枚（擘）。

效果：连投四剂，胃渐纳谷，神气复元而愈。（选自《全国名医验案类编·何拯华医案》）

【原按】廉按：喻西昌谓《内经·生气通天论》："秋伤于燥，上逆而咳，发为痿厥。"燥病之要，一言而终，即"诸气膹郁，皆属于肺""诸痿喘呕，皆属于上。"二条指燥病言，明甚。至若左胠胁痛，不能转侧，嗌干面尘，身无膏泽，足外反热，腰痛筋挛，惊骇，丈夫癞疝，妇人少腹痛，目昧眦疮，则又燥病之本于肝而散见不一者也，而要皆秋伤于燥之征也。故治秋燥病，须分肺肝二脏，遵《内经》"燥化于天，热反胜之"之旨，一以甘寒为主，发明《内经》"燥者润之"之法，自制清燥汤，随症加减，此治秋伤温燥之方法也。此案前后四方，大旨以辛凉甘润为主，对症发药，药随症变，总不越叶氏上燥治气，下燥治血之范围。

【教材按】本例初感温燥，肺卫受之。后因邪传气分而为燥热伤肺之证，故首诊治以辛凉为君轻宣燥热，佐以苦甘化阴以润其燥。服后，上焦燥热得以清肃，但肺与阳明津液却因燥热所伤，肺胃津伤则烦渴欲呕，故二诊投以甘寒清镇，养胃降逆；大肠液枯则便结腹胀，故继以甘寒增液，润肠通便。待阳明燥气已平，则改用清燥养营，"调理以善其后"。整个病程，起于卫而愈于气。在气分的治疗过程中，虽因燥热所伤部位不同，投以相应之剂，但总以甘寒清润为主，章法始终如一，故能收到预期效果。倘若以其痰多、烦渴、便结而投以二陈、白虎、承气，则于燥热津伤之治，相去远矣。

【作者按】通过学习这个病案，可以着重理解体会以下几方面的知识：

一是燥邪致病的特点。金元时期刘河间在《素问玄机原病式·燥类》中指出"诸涩枯涸，干劲皴揭，皆属于燥"，补充了《内经》

病机十九条中燥气为病的缺如，伴有口、鼻、咽、唇、皮肤等干燥的见症。

二是秋燥病的传变方式。本病以燥伤阴液为主要病理变化，以肺经为病变中心，病程中易损伤肺络，移热胃肠，影响到胃肠津液，传变较少，较少进入营血或下焦，病情较轻。

三是治疗秋燥的经典方剂。教材中，主要证型的代表方介绍了桑杏汤和清燥救肺汤，在加减法里还介绍了翘荷汤、五仁橘皮汤、阿胶黄芩汤等方剂。其中当以喻嘉言的清燥救肺汤（《秋燥论》）最为著名。本案中先后使用了清燥救肺汤、竹叶石膏汤、五汁饮和清燥养营汤。清燥救肺汤清肺与润燥并举，治疗肺燥阴伤之证；竹叶石膏汤为清补之剂，祛邪与扶正并举；五汁饮甘寒为主，生津养阴，主治肺、胃、肠之燥；清燥养营汤中有当归、白芍，有养血之意。本案中五汁饮冲郁金的用法，类似于《湿热病篇》中："湿热证，四五日，口大渴，胸闷欲绝，干呕不止，脉细数，舌光如镜，胃液受劫，胆火上冲。宜西瓜汁、金汁、鲜生地汁、甘蔗汁，磨服郁金、木香、香附、乌药等味。自注：此营阴素亏，木火素旺者。木乘阳明，耗其津液，幸无饮邪，故一清阳明之热，一散少阳之邪。不用煎者，取其气全耳。"用郁金者，疏通肝胆气机也。何廉臣自按中亦有"燥病之本于肝"的说法。

四是治疗原则。秋燥的治疗原则是清热润燥并重。《临证指南医案·燥》中说："上燥治气，下燥治血。"《重订通俗伤寒·伤寒要义·六经总诀》中说："上燥救津，中燥增液，下燥滋血。"教材中则总结为"上燥治气，中燥增液，下燥治血"，讲明其治疗要点。"上燥"在肺，秋燥初起，肺燥津伤，肺失宣降，清肺润燥之外，须注意"肺主气"的生理功能，调畅肺之气机。"中燥"在胃肠，肺之燥热，移热于胃肠，津液耗损，在清泄里热的同时，须注意用甘凉濡润之品滋养胃肠阴液。"下燥"指伤及营血真阴之燥，病之后期，燥热化火，传入下焦，耗伤肝肾阴液，治宜填补真阴，肝藏血、肾藏精，精血同源，此时当重用血肉有情之品。

■ 六、水泡疮案

人六月途行，受热，过劳，性又躁暴。忽左胁痛，皮肤上一片红如碗大，发水泡疮三五点，脉七至而弦，夜重于昼。医作肝经郁火治之，以黄连、青皮、香附、川芎、柴胡之类进一服，其夜痛极，且憎热。次早视之，皮肤上红大如盘，水泡疮又加至三十余粒。医教以水调白矾末敷，仍于前药加青黛、龙胆草进之，夜痛益甚，胁中如钩摘之状。次早视之，红及半身矣，水泡又增至百数。乃求王古潭，为订一方，以大瓜蒌一枚，重一二两者，连皮捣烂，加粉草二钱，红花五分，进药少顷，即得睡，比觉已不痛矣。盖痛势已急，而时医执寻常泻肝正治之剂，又多苦寒，愈添其燥，故病转增剧。水泡疮发于外者，肝郁既久，不得发越，乃侮所不胜，故皮腠为之溃也。瓜蒌味甘寒，经云，泄其肝者缓其中，且其为物，柔而滑润，于郁不逆，甘缓润下，又如油之洗物，未尝不洁。此其所以奏效之捷也钦。（选自《古今医案按》）

【作者按】此案可以与"病案五"进行对比学习，一为外感秋"燥"，一为外科蛇串疮之"燥"。

蛇串疮为临床常见病，大致相当于西医之带状疱疹，由水痘-带状疱疹病毒感染所致，中医治疗具有较好疗效。因其主要表现为皮肤的成簇丘疹水疱，故中医认为其病性属于湿热；又因为常分布于身体皮肤的一侧，最常见为肋间神经支配区域，即一侧胸胁，故病位属于肝胆。因此，"肝胆湿热"是蛇串疮的基本证型。该病毒为嗜神经性，常导致严重的神经痛，及至疱疹消退后局部疼痛不止，多属于"气滞血瘀"证。另外也常见"脾虚证"。

　　时至今日，医师们对于蛇串疮的"肝胆湿热证""气滞血瘀证"和"脾虚证"比较熟悉。凭借对这三种证型的理解掌握，已经足可处理临床中的绝大部分病例。但本案中出现了一种"化燥"的特殊变证，需要新的治疗思路，可以使我们加深对"燥病"的认识。

　　肝为刚脏，体阴而用阳，喜条达而恶抑郁。肝郁既久，不得发越，热郁阴伤成燥，金能克木，木盛则反侮肺金，肺主皮毛，"故皮腠为之溃也"。以上是医家对于本案病情的分析，颇有特色。其中，"阴伤成燥"是基本病机，燥病忌用苦寒，以苦寒清热燥湿之品不合病机，用行气活血之品更加不当。瓜蒌甘寒，濡润清热，合甘草缓急止痛，切合病机，所以奏效。正如《素问·脏气法时论》曰："肝苦急，急食甘以缓之。"

　　余震在按语中评价说："俗人初见此方，毫不解其何意也，但此方适合此证耳。"

◪ 七、湿温湿重于热

　　张左，湿温旬日，烦热无汗，赤疹隐约不透，胸次室闷异常，咳不扬爽，时常谵语，频渴不欲饮，饮喜极沸之汤，脉数细滑，苔白心黄，近根厚揹（【作者按】揹，压也）。此由无形之邪，有形之湿，相持不化，邪虽欲泄，而里湿郁结，则表气不能外通，所以疏之汗之，而疹汗仍不能畅；热与湿交蒸，胸中清旷之地，遂如云雾之乡，神机转至弥漫，深恐湿蒸为痰，内蒙昏痉。

　　三仁汤去滑石、川朴、竹叶，加豆豉、橘红、郁金、枳壳、菖蒲、佛手。

　　二诊：昨进辛宣淡化，上焦之气分稍开，熏蒸之热势较缓，神识沉迷转清，谵语抽搐已定，烦闷亦得略松，舌苔较退；但气时上冲，冲则咳逆，脉数滑。良以郁蒸稍解，而邪湿之势，尚在极甚之时，虽有退机，犹不足济，肺胃被蒸，气难下降，所以气冲欲咳仍未俱减也。前法之中，再参疏肺下气。

甜葶苈，通草，光杏仁，制半夏，冬瓜子，广郁金，薄橘红，滑石块，炒枳壳，枇杷叶，桔梗，竹茹。

三诊：胸闷懊烦，气冲咳逆，次第减轻，咳吐之痰，亦觉爽利，舌苔亦得大化；但脉仍不扬，其肺胃之间，尚有熏蒸之地，表不得越，邪无出路，还难恃为稳定也。

光杏仁，广郁金，淡黄芩，桑叶，甜葶苈，桔梗，白蔻仁，生苡仁，制半夏，炒香豆豉，橘红，枇杷叶。

四诊：咳嗽气逆大退，痰亦爽利，谵语热烦，亦得渐减，特小溲清而不爽，大便不行，频转矢气，脉数滑，苔薄而中独厚，犹是湿痰内阻，邪难泄越，再导其滞。

郁金，橘红，桔梗，制半夏，赤茯苓，生苡仁，滑石，通草，萆解，竹沥达痰丸三钱，佛手、通草汤送下。

五诊：大便畅行，懊烦大定，热亦较轻，口渴亦减，但赤疹虽布，甚属寥寥，汗不外达，脉象较爽，舌根苔白尚掯。邪湿之熏蒸虽得渐松，而未能透泄，须望其外越，方为稳妥也。

光杏仁，郁金，橘红，生苡仁，枳壳，滑石块，炒萎皮，葶苈子，桔梗，通草，木通，制半夏，赤白茯苓。

六诊：熏蒸弥漫之势虽松，而湿性黏腻，不克遽行泄化，里气不宣，表气难达，汗痦均不得发越，咳嗽气逆，小溲不爽，脉数苔白，邪湿互相犄角，尚难稳当。

郁金，光杏仁，橘红，冬瓜子，桔梗，鲜佛手，制半夏，白蔻仁，赤茯苓，通草，苇茎，生苡仁。

七诊：热势递减，咳亦渐松，然湿从内搏，邪不外越，是以热势恋恋不退，不能外达，而欲从内化，非欲速可以从事也。

豆卷，滑石，光杏仁，郁金，制半夏，通草，新会红，猪苓，桔梗，生苡仁，鲜佛手。

八诊：清理余蕴方。

豆卷，生苡仁，制半夏，通草，广皮，福泽泻，光杏仁，鲜佛手，白蔻仁，真佩兰。

如胸闷加桔梗、郁金，甚者川朴、枳壳、藿香，头胀加蒺藜、天麻、僵蚕，理胃加生熟谷芽、沉香曲、玫瑰花。（选自《张聿青医案》）

【原按】此证湿温胸闷，始起即有谵语，张公骧云先诊，以其年高，神志不清，案有防其内闭痉厥之语，首方用青蒿、橘络、新绛之类，继用豆卷、牛蒡、赤芍、前胡、竺黄、朱翘、茯神、玉雪救苦丹之类不效。继请巢崇山，案载咳不爽，渴欲饮热，由气分内陷厥少，谵语风动之险象，方用豆卷、蝉衣、生苡、前胡、光杏、郁金、青蒿、桔梗、翘心、至宝丹，既而热势仍炽，案有邪火内窜心包之势，倘其势甚，防动内风，改用羚羊、芦根、紫雪之属，仍不效。乃请师去，诊其脉数，苔白腻，审其神，则沉迷，投开展气化，轻描淡写，服一剂后，即有松机。窃观此案，何以沪上诸名家，于湿温一证，尚亦茫然，无怪偏僻之区，悉以青蒿、黄芩、石斛等，一派阴柔之品，为自保声名之唯一妙术也，不竟为之怃然之叹。清儒附志。

【作者按】湿温由感受湿热病邪所致，是湿热类温病的代表。湿是阴邪，热是阳邪，那么湿热就是阴阳合邪，阴邪和阳邪构成了一对矛盾，在湿温的证候、病机、诊治中都贯穿着这种矛盾性。

湿温的治疗，以清热化湿，分解湿热为原则。

湿温的辨证，大体可分为以下三个步骤：

首辨湿热轻重。木条是关键。《素问·阴阳应象大论》曰："善诊者，察色按脉，先别阴阳。"而在湿温病中，首要的"阴"和"阳"就是湿和热这一对矛盾。必须分辨清楚湿热之孰轻孰重，是湿多一些，还是热多一些。如果湿重于热，就多用一些化湿的药；热重于湿则多用清热的药。分清楚湿热之轻重，就意味着在湿温病的辨治中把握了"基本面"。

对于分辨湿热孰轻孰重这一问题，还有两点需要说明：第一，湿热轻重的分辨，常可根据发热、汗出、口渴、舌苔、脉象几方面进行辨识，具体方法见教材。第二，患者的体质对于湿热轻重转化起着十分重要的作用，如《湿热病篇》所言："中气实则病在阳明，中气虚则病在太阴。"

二辨上下浅深。"浅深"大约是指卫气营血，"上下"大约指病位之上、中、下三焦。湿温以中焦脾胃之气分湿热证为中心，但也可蒙上流下，或弥漫三焦，或化燥入血，形成各种复杂的证候类型。在教材中有详细的相关论述。

三辨虚实转化。湿温的大部分证候均以邪实为主，包括卫分、气分及化燥入营血；少数证候如气随血脱、湿盛阳微以及后期邪退正虚，则以虚为主。

湿性黏滞，难以速愈。本案共有八诊，不必逐一赘述。读者可以参照上述湿温的辨证方法，逐一揣摩病情；其所用方药，亦可与教材中的代表方剂进行比较，以加深对湿温辨证论治方法的理解。

例如"一诊"，从"频渴不欲饮""饮喜极沸之汤""无汗"可知本案湿重于热，从"胸次窒闷异常""咳不扬爽"可知除中焦脾胃湿热证之外，上焦肺的表现也比较突出，"谵语"为热扰心包的表现，而"苔白心黄"是湿中蕴热之象，"近根厚指"为湿邪固结胶着。概括来说，是湿重于热、固结胶着于上中二焦的气分湿热证，病位在脾胃、肺、心包。再将所用方剂进行比较：三仁汤宣畅气机、清利湿热，能开上、畅中、渗下。根据教材，与藿朴夏苓汤相比，三仁汤因有竹叶、滑石能泄湿中之热，故用于湿渐化热者。而在本案中，恰恰将滑石和竹叶这两个具有清热作用的药物去除，这可以反证我们前述本案一诊"湿重于热"的观点。加橘红入肺以燥湿化痰，加菖蒲、郁金开心窍以治谵语，仿菖蒲郁金汤之意，又加豆豉、枳壳、佛手之类，均为宣化流动之意，以除固结胶着之湿热。

其余二诊至八诊，以此类推。

八、伏暑化火伤阴

武林陈某，素信于丰，一日忽作寒热，来邀诊治。因被雨阻未往，伊有同事知医，遂用辛散风寒之药，得大汗而热退尽。讵知次日午刻，热势仍燃，汗多口渴，痰喘诸恙又萌，脉象举取滑而有力，沉取数甚，舌苔黄黑无津。丰曰："此伏暑病也，理当先用微辛以透其表，荆、防、羌、芷过于辛温，宜乎劫津夺液矣。今之见证，伏邪已化为火，金脏被其所刑，当用清凉涤暑法，去扁豆、通草，加细地、洋参。"服两剂，舌苔转润，渴饮亦减，唯午后尚有微烧，故照旧方，更佐蝉衣、荷叶，又服两剂，热从汗解。但痰喘依然，夜卧不能安枕，改用二陈、苏、葶、旋、杏，服之又中病机。后议补养常方，稍载归里矣。（选自《时病论》）

【教材按】伏暑外发必有新感引动。在治疗上，一般采用表里双解，或先表后里之法。本案前医无论作何诊断，但其针对邪客肌表之发热恶寒，予以解表之剂，毕竟取得汗出热退表解之效。唯陈某所患乃伏暑之病，非单纯风寒外感，可一汗而解，故于次日重见发热。再则，伏暑为新感风寒之邪所引动，若行先表后里之法，当用"微辛以透其表"，切忌大汗发越。而前医所投荆、防、羌、芷辛温疏散之品，却有辛燥温散之弊，故服药之后，表邪虽随大汗而去，但与此同时，津液亦伤，内伏暑湿之邪亦悉从火化，所以次日所见，乃是一派里热伤阴之象。雷氏治以清凉涤暑法（青蒿、连翘、白扁豆、白茯苓、通草、滑石、甘草、西瓜翠衣），去扁豆、通草者，以

免更伤津液；加生地、洋参，则在益气救阴，故仅连服两剂则热衰
津复，舌苔转润，渴饮亦减，唯余焰未尽，故又佐以蝉衣、荷叶透
泄余热。后因痰喘宿疾未除，改用肃降化痰之剂。最后，则以补养
常方而收全功。综观全过程，足见雷氏治病，步骤之分明。若接诊
之时，未能抓住伏暑过服辛温，化火伤阴这一主要病机，而反以痰
喘宿疾为先，则后果不堪设想。故雷氏于《时病论》中所说："种
种变证，务在临证之时，细审病之新久，体之虚实。"的确是经验
之谈。

【作者按】 本案最为精彩之处，在于对"轻重缓急"之判断，
可谓有胆有识，胸有成竹。

伏暑之为病，发病急骤，病情深重，现代西医学之流行性出血
热即与伏暑类似。伏暑初起，表里同病，伏暑本为夏月之暑邪伏而
后发，但常由秋、冬寒凉之气激发，兼有新感之时邪，故成表里同
病。此时对于"轻重缓急"的辨析是首要问题，到底应该先治表？
还是先治里？还是一起治？哪个才是重点？根据教材的意见：伏暑
初起，为表里同病，总以清里热为主，解表为辅。卫气同病者，应
予清暑化湿、疏宣表邪；病发营分而卫营同病者，则应清营泄热，
辛凉透表。

另外，表邪未必均为寒邪，对于因不同性质病邪所导致的表证，
又当明辨病邪的性质，分别予以疏风清热、解表清暑、宣表化湿、
疏卫润燥等不同治法，详见教材"温病的治疗"一章。

误治之后的表现，一方面是发热汗多口渴、脉滑数有力、舌苔
黄黑无津等一派热炽阴伤之象；另一方面是痰喘的表现。虽然伏暑
初起常见表里同病，其治疗原则总以清里热为主，解表为辅。但本
案更加复杂，是里热阴伤、未解之表邪与痰喘痼疾三者并存之证，
当仔细甄别。表里同病者，当依病情之轻重、缓急、主次而决定表
里治疗之先后，不外乎先表后里、先里后表和表里同治三法。通俗

一点儿说，就是要明确哪个是重点？先治哪个？还是一起治？雷氏认为，相比之下，热炽阴伤更为紧急，遂治以清凉涤暑为主，先佐以养阴生津，"苔润津还"之后再佐以透邪，待"热从汗解"后，再着手治疗痰喘，最终获得痊愈。

变证复杂多变，治当机圆法活。此案可给我们很多启发，帮助我们去面对临床中的复杂情况。

九、失治化火，内犯营血

某，初病伏暑，伤于气分，微热渴饮，邪犯肺也。失治邪张，逆走膻中，遂舌绛缩，小便忽闭，鼻煤裂血，口疮，耳聋，神呆。由气分之邪热，漫延于血分矣。夫肺主卫，心主营，营卫二气，昼夜行于经络之间，与邪相遇，或凉或热。今则入于络，津液被劫，必渐昏寐，所谓内闭外脱。

鲜生地，连翘，元参，犀角，石菖蒲，金银花。（选自《临证指南医案》）

【教材按】本例伏暑，初在气分，后因失治，邪从火化而内犯营血。营阴受损，津液被劫，故舌绛缩，小便忽闭，鼻煤而裂，口疮，耳聋；血热妄行，故离经外出；热扰心之包络，故见神呆。此时，若不急予救治，必渐昏寐而成内闭外脱之证。故叶氏以犀角（现已禁用，常以水牛角代替）凉血，生地、玄参清营养阴，石菖蒲开窍启闭，连翘、银花清心透邪。待营血得清，津液恢复，尿闭、出血等症自然解除。

【作者按】古人以"血分"概指营血分，本案之病位，主要在于营分。营分证的治疗大法是"入营犹可透热转气"，法当清营热、滋营阴，在此基础之上轻清透泄，使营分之邪热透转出气分而愈，即所谓"透热转气法"。清营汤出自《温病条辨》，是治疗营分证的代表方剂，其构成主要包括清营热、滋营阴、轻清透泄三个方面：咸寒之犀角，伍以少量苦寒之黄连，清热解毒；生地、麦冬、玄参甘寒配以咸寒，滋营阴以清营热；银花、连翘、竹叶轻清透热；另有一味丹参防瘀热互结。

将本案处方与清营汤比较，可知缺少麦冬、竹叶、黄连、丹参，而增加了一味石菖蒲，用于开窍。由"小便忽闭""津液被劫，必渐昏寐，所谓内闭外脱"等描述可知，与清营汤证相比，本案病位更深，"伤阴"和"闭窍"更加明显。所以，在清热药中，黄连苦燥伤阴，不宜用；在滋阴药中，凉血之生地和咸寒之玄参，药力可以到达比较深在的病位，比甘寒之麦冬更加适宜本案；神志表现比较突出，故加入石菖蒲以开窍。对于石菖蒲的理解，可参考教材中"热陷心包证"的治疗，即以清宫汤送服"三宝"，用"三宝"开窍。为了深入理解营分证治，读者可仔细比较教材中清营汤证（热灼营阴）和清宫汤证（热陷心包）的差别。

从本案中，还可以看到医家对于疾病预后的判断。"内闭外脱"是指实邪内闭心包和正虚欲脱，脱证指亡阴亡阳。《温病条辨·上焦篇》中言"细按温病死状百端，大纲不越五条"，其中"在上焦有二：一曰肺之化源绝者死；二曰心神内闭，内闭外脱者死。"可见，上焦温病中，"内闭外脱"是一种常见的危证，由邪热炽盛、正气不支而来，"邪实"和"正虚"的问题都很严重。

而"肺之化源绝"是上焦温病的另一种常见危证，主要表现是"吐粉红血水""至粉红水非血非液，实血与液交迫而出。有燎原之势，化源速绝"。此证为感受温热病邪，致津气耗伤太过，出现津气欲脱证，可见呼吸急促，气短而不连续等表现，谓肺之化源欲绝。粉红水为血与液交迫而出，当用清络育阴法以攻补兼施。作者在授课时曾经将此症状解释为肺炎合并急性左心衰，后来发现这种解释并不正确。在"非典"时期，作者接触到关于1918年大流感的资料，发现在那场横扫世界、导致超过 5 千万人死亡的瘟疫中，很多病例咳出大量的血性痰而死亡。作者认为，这可能是在古代温病中常见而现代少见的一种临床情况。近年报道，禽流感病程中可出现急性呼吸衰竭伴有呼吸道血性分泌物，可能与此类似。

通过本案，我们还可以发现一个问题，那就是营阴耗伤与使用某些性燥伤阴药物之间的矛盾。例如清营汤中使用的黄连，就有苦燥伤阴之弊，故用量宜小，且配合大量甘寒、咸寒之品制约其燥性，发挥其清热解毒之长处。再如芳香开窍药物的应用，清宫汤配合"三宝"可治疗"热陷心包证"，本案中使用了石菖蒲，芳香之品可伤阴，须权衡轻重，有的放矢。读者可仔细比较安宫牛黄丸、紫雪丹、至宝丹这"三宝"的区别，可以加深对这个问题的理解。再如，湿热类温病常稽留气分，若化燥伤阴，便可深入营分，倘若夹湿内陷心营，便会面临营阴耗伤及化除湿邪这一矛盾。这个问题的处理是复杂的，须仔细分析、权衡轻重，而在具体药物的选择上又当精挑细选。教材中对于"暑湿内陷心营"一证，代表方是"清营汤合六一散，送服至宝丹"，其中滑石一味，味淡性寒质滑，淡能渗湿，寒可祛热，滑则利窍，使暑湿之邪从小便而出，为利湿不伤阴之品。下一则《临证指南医案》中的病案（病案十），对于这个问题的处理技巧，可以说是达到了炉火纯青的地步，值得我们反复琢磨领会。

十、暑湿弥漫三焦

杨，二八。暑热必夹湿，吸气而受，先伤于上，故仲景伤寒先分六经，河间温热须究三焦。大凡暑热伤气，湿著阻气。肺主一身周行之气，位高，为手太阴经。据述病样：面赤足冷，上脘痞塞，其为上焦受病显著。缘平素善饮，胃中湿热久伏，辛温燥烈，不但肺病不合，而胃中燥热得湿热锢闭，下利稀水，即协热下利，故黄连苦寒，每进必利甚，苦寒以胜其辛热，药味尚留于胃底也，然与初受之肺邪无当。此石膏辛寒，辛先入肺；知母为味清凉，为肺之母气，然不明肺邪，徒曰生津，焉是至理？昔孙真人未诊先问，最不误事。再据主家说及病起两旬，从无汗泄。经云：暑当与汗出勿止。气分窒塞日久，热侵入血中，咳痰带血，舌红赤，不甚渴饮，上焦不解，漫延中下，此皆急清三焦，是第一章旨。故热病之瘀热，留络而为遗毒，注腑肠而为洞利，便为束手无策。再论湿乃重浊之邪，热为熏蒸之气，热处湿中，蒸淫之气上迫清窍，耳为失聪，不与少阳耳聋同例。青蒿减柴胡一等，亦是少阳本药，且大病如大敌，选药如选将，苟非慎重，鲜克有济。议三焦分清，治从河间法。

飞滑石，生石膏，寒水石，大杏仁，炒黄竹茹，川通草，莹白金汁，金银花露。

又，暮诊。诊脉后，胸腹肌腠发现瘰疹，气分湿热，原有暗泄之机，早间所谈，余邪遗热，必兼解毒者为此。下午进药后，诊脉较大于早晨，神识亦如前，但舌赤中心甚干燥，身体扪之热甚于早间，此阴分亦被热气蒸伤，瘦人虑其液涸，然痰咳不清，养阴药无往而非腻滞，议得早进清膈一剂，而三焦热秽之蓄，当用紫雪丹二三匙，借其芳香宣窍逐秽，斯锢热可解，浊痰不黏，继此调理之方，清营分，滋胃汁，始可瞻顾，其宿垢欲去，犹在旬日之外，古人谓下不嫌迟，非臆说也。

紫雪丹一钱六分

知母，竹叶心，连翘心，炒川贝，竹沥，犀角，玄参，金汁，银花露。

又，一剂后用竹叶心，知母，绿豆皮，玄参，鲜生地，金银花。

又，一剂后去银花、绿豆皮，加人参、麦冬。

又，初十申刻诊。经月时邪，脉形小数，小为病退，数为余热，故皮腠麩脱，气血有流行之义。思饮欲餐，胃中有醒豁之机，皆佳兆也。第舌赤而中心黄苔，热蒸既久，胃津阴液俱伤，致咽物咽中若阻。溺溲尿管犹痛，咳痰浓厚，宿垢未下，若急遽攻夺，恐真阴更涸矣。此存阴为主，而清腑兼之。故乱进食物，便是助热；唯清淡之味，与病不悖。自来热病最怕食复劳复，举世共闻，非臆说也。

细生地，玄参心，知母，炒川贝，麦冬，地骨皮，银花露，竹沥。

又，脉症如昨，仍议滋清阴分余热，佐清上脘热痰。照昨日方去地骨皮、银花露，加盐水炒橘红。（选自《临证指南医案·暑》）

【教材按】 前后数诊合参，患者首诊时的主要临床表现应为：身热面赤足冷，胸闷脘痞，下利稀水，痰黏带血，不甚渴饮，耳为失聪，小便不利，尿管疼痛，病起两旬而从无汗泄，舌红赤。显然是一个典型的暑湿弥漫三焦的案例。暑湿蒸腾于外，卫表闭郁，故见身热无汗；暑湿迫于上，故见面赤足冷、耳聋；暑湿侵肺，肺气不宣，血络受损，故见胸闷痰黏带血。暑湿郁蒸中焦，则脘痞而不甚渴饮。暑湿锢闭下焦，小肠泌别失职，大肠传导失司，故尿涩溲疼，下利稀水。病在气分，暑盛于湿，故舌色红赤。既为暑湿弥漫三焦之证，故叶氏用三石汤以分消三焦暑湿。服药后，气分湿热随瘰疹而部分外泄。但毕竟暑热偏盛，营阴亦被热气蒸伤，故二诊用犀角（现已禁用，以水牛角代替）、玄参、知母清营养阴；金汁涤暑解毒；竹叶心、连翘心、银花露轻宣泄热，且使内干营分之暑热转出气分而解；竹沥、川贝清热化痰，再借紫雪丹芳香宣窍逐秽之力，以解三焦热秽之蓄，俾锢热得解，则浊痰不黏。三诊四诊，未录病情。以药测证，可知邪气虽减，而气阴已现不足，故改用玄参、生地、知母、银花、竹叶心、绿豆皮清泄暑湿，人参、麦冬及玄、地、知母以养气阴。五诊、六诊之际，邪去八九，胃中已有醒豁之机。唯经月时邪既久，胃津阴液俱伤，上下尚未廓清，故用滋清阴分余热，佐清上焦痰热之法，调治以收其工。综览全案，立法用方，皆序次井然，若非确有卓识，料不可为。

【作者按】本书所载病案，以此案为冠。其原因在于两个方面，一是它的历史价值，二是医学学术价值。

要想认识这个病案的历史价值，要首先了解当时的历史背景和叶天士先生的生平。叶天士是一位医学天才，不但临床水平炉火纯青，而且具有非凡的洞察和创造能力。叶氏的祖父和父亲皆精通医术，叶氏少年时，日至学塾读书，晚则由其父讲授岐黄，学习医术。据传叶氏在18岁时已求教过17位老师，即使成名之后，尚从师多人。史书称其"治方不执成见""切脉、望色、听言，病之所在，如见五脏"，治病多奇中，每起沉疴危症，名著朝野。

叶氏一生忙于诊务，无暇写作，著述多由其弟子整理而成，本案即选自著名的《临证指南医案》。叶氏的《温热论》被称为温病学理论的奠基之作。何谓"奠基"？一方面，前人没说过，由他首先提出；另一方面，他说得很正确、很有价值，对整个学科具有深刻的影响力，后世一直沿用他的观点。《温热论》就是温病学奠基之作，而《临证指南医案》中的这个病案也带有这种"奠基"的味道。

不同时代和地域的医生诊治本时代和地域的病种。今天的疾病和古代是不同的，新病种的出现将催生新的医学。明清时期，我国长江中下游地区的经济文化十分发达，气候炎热，人口密集、出现城市，对外交流增多，这些因素导致热病流行，肆虐一时，温病学派应运而生。因为很多病证之前从未出现，怎样去诊治？当时存在许多的不同观点和学术争鸣。本案可反映这一点，有人主张用用黄连之苦寒清热，有人主张用石膏、知母，还有人主张用青蒿黄芩来和解少阳，叶天士指出此为暑湿弥漫三焦证，当清暑化湿、宣通三焦，这是一种新理论、新观点，颠覆了传统理论。《临证指南医案》中并无方名，吴鞠通将其收载入《温病条辨》，冠名为"三石汤"，直至今日之《温病学》教材，仍将其作为代表证型和代表方剂。

接下来，我们再谈它的医学学术价值，它体现了一代医学天才叶天士先生的精湛技艺。

根据教材："三石汤"主治"暑湿弥漫三焦"证。典型证候包括：发热汗出口渴，面赤耳聋，胸闷喘咳，痰中带血，脘痞腹胀，下利稀水，小便短赤，舌红苔黄滑，脉滑数。本证为暑湿久蕴气分、弥漫三焦所致。暑湿蒸腾于外，故身热汗出口渴；暑热上蒸则面赤；壅塞清窍则耳聋；漫及上焦，肺气不畅，损伤肺络，故胸闷咳喘，痰中带血；蕴阻中焦，脾失健运，故脘痞腹胀；注于下焦，小肠清浊不分，泌别失职，大肠传导失常，故下利稀水，小便短赤。本证是上、中、下三焦俱受其害，正如吴瑭《温病条辨·暑温伏暑》所说："蔓延三焦，则邪不在一经一脏矣"。故本证辨证要点，除有脘痞腹胀等中焦脾胃见症外，必有大便溏臭稀水，小便短赤之下焦大小肠见证，复有胸闷耳聋，咳痰咯血之上焦见证。

三石汤中用杏仁、竹茹宣开上焦气机，清化肺中痰热；石膏清泄中焦；寒水石、滑石、通草清利下焦；金银花露、金汁涤暑解毒，共奏清宣三焦暑湿之效。金银花露是将金银花用蒸馏的方法制成的，气味芬芳，辟秽化浊。金汁是将人的粪便密封在木桶里，埋于地下，取出时已经无臭，上层清液即为金汁，善能清热解毒。《温热论》第4条："前言辛凉散风，甘淡驱湿，若病仍不解，是渐欲入营也。营分受热，则血液受劫，心神不安，夜甚无寐，或斑点隐隐，即撤去气药。如从风热陷入者，用犀角、竹叶之属；如从湿热陷入者，犀角、花露之品，参入凉血清热方中。若加烦躁，大便不通，金汁亦可加入，老年或平素有寒者，以人中黄代之，急急透斑为要。"由此可见，金汁是药性很强、极为重要的清热解毒之品。如病案中记载，应明辨所受"肺邪"的性质，"三石"、金汁、花露诸药才真正适合治疗暑湿之邪。

另外，"暮诊"之时，邪势鸱张，正气难支，实为生死存亡之刻。原文说得好，"大病如大敌，选药如选将，苟非慎重，鲜克有济"。胸腹肌腠发现瘾疹，气分湿热，原有暗泄之机。叶天士有一句名言"斑疹宜见不宜见多"。斑疹同出汗一样，是里邪外达的一种途径，所以说"宜见"。出了斑疹之后，概分为顺证和逆证，如果斑疹泛发、密布成片，属于逆证之象，故云"不宜见多"。

经过三石汤的治疗，暑湿胶着之邪得以分化，暑热失去了黏腻湿邪的禁锢，更加张扬，故见身热更甚、出疹、脉大、舌干。此时虽然病情复杂，但其病机可以集中概括为一对突出的矛盾：热甚阴伤与痰咳不清之间的矛盾。"瘦人虑其液涸"，阴伤已经很严重了，任其发展就会亡阴；但痰湿也很重。养阴就会生痰湿，而燥湿化痰又会进一步伤阴。如果病情较缓，尚可分先后缓急来治疗，偏偏阴伤和痰湿二者俱急，这真是给医生出了难题。怎么办？叶天士先生做了示范：清热养阴与化痰祛湿并举，听起来似乎并不难，但关键还是要从错综复杂的临床表现中明辨其病机。

确定了大的方向之后，还有很多细节问题需要注意：此时已经属于营分证，还应遵循营分证的治疗大法——"入营犹可透热转气"，此语含义包括三个方面：清营热、滋营阴、轻清透泄。清热养阴以甘寒药物为主，佐以咸寒，勿用苦寒，因为苦味伤阴；而化痰湿的药物，亦多用甘寒，如川贝、竹沥等。痰湿重时，用紫雪丹芳香宣窍逐秽——这里还涉及温病学的基础知识，在"三宝"之中，为何选择紫雪丹，而不是选择安宫牛黄丸或者至宝丹？凉开三宝的基本配伍都是清热药加芳香开窍药，因为紫雪丹药性偏凉，其中的清热药性甘寒，不伤阴。对于"三宝"的区别，详细的解释参见教材。由其后的数次诊病记录可以看出，伤阴和痰浊这一对矛盾贯穿了疾病过程，大概是因为湿邪黏腻，难于速去，而阴伤亦非短期可以恢复之故。此案令我钦佩，正如教材按语中的总结："综览全案，立法用方，皆序次井然，若非确有卓识，料不可为。"

▨ 十一、湿热疫

温疫发热一二日，舌上白苔如积粉。早服达原饮一剂，午前舌变黄色，随现胸膈满痛，大渴烦躁，此伏邪即溃，邪毒传胃也。前方加大黄下之，烦渴少减，热去六七，午后复加烦躁发热，通舌变黑生刺，鼻如烟煤，此邪毒最重，复瘀到胃，急投大承气汤。傍晚大下，至夜半热退，次早鼻黑苔刺如失。此一日之间，而有三变，数日之法，一日行之。因其毒甚，传变亦速，用药不得不紧。设此证不服药或投缓剂，羁迟二三日必死。设不死，服药亦无及矣。尝见温疫二三日即毙者，乃其类也。（选自《温疫论·急证急攻》）

【作者按】 一日之中，病情三变。早上为膜原证，用达原饮治疗；午前化热传胃，用达原饮加大黄；午后邪热鸱张于胃腑，予大承气汤。

吴又可的三个学术观点与本案密切相关：一是温疫传变学说，二是急证急攻，三是逐邪勿拘结粪。

吴又可是一位非常重视临证实践的医家，也是一位勇于突破创新的医家。他生活在疫病流行的年代，批评当时根据《伤寒论》治疗温疫的做法，"守古法不合今病"。根据临床实践，吴又可创立了一整套温疫理论，著成我国第一部传染病专著《温疫论》。他提出了戾气致病的观点，突破了"外感不外六淫"之说。湿热疫疠之邪，发于膜原，其传变途径可归纳为九种，"夫疫之传有九，然亦不出乎表里之间而已矣"。传变入里，则以中焦胃肠最为重要。吴鞠通在《温病条辨·卷二·中焦篇·湿温》中进一步总结说："湿热受自口鼻，由募原直走中道。"对于中焦胃肠之湿热疫疠邪气，治疗要点在于正确运用下法，《温疫论》系统论述了使用下法治疗湿热疫这一问题。

本案出自《温疫论》上卷的"急证急攻"一节，"急证急攻"一词点明了本案的特点。温疫类温病病情极为猛烈，传变极为迅速。对于邪毒传胃之重症，及时果断的通腑法势在必行。

伤寒历来有"下不厌迟"之说。而吴又可所论，属于湿热疫，其病情特点与伤害迥然不同，也不同于其他温病。邪毒盘踞胃肠，而六腑以通为用，通腑是祛邪外出的重要途径。通腑法针对胃肠之邪热，故不必拘于是否存在结粪。"逐邪勿拘结粪"是一个创举，用于湿热疫邪毒在里之证。

《温疫论》上卷的"注意逐邪勿拘结粪"一节中，有一段论述十分精彩，值得我们揣摩体会："大凡客邪贵乎早逐，乘人气血未乱，肌肉未消，津液未耗，病人不至危殆，投剂不至掣肘，愈后亦易平复。欲为万全之策者，不过知邪之所在，早拔去病根为要耳。但要谅人之虚实，度邪之轻重，察病之缓急，揣邪气离膜原之多寡，然后药不空投，投药无太过不及之弊。是以仲景自大柴胡以下，立三承气，多与少与，自有轻重之殊。勿拘于下不厌迟之说，应下之证，见下无结粪，以为下之早，或以为不应下之证，误投下药。殊不知承气本为逐邪而设，非专为结粪而设也。"

外感与内伤之治法多有不同。《温病条辨》说："治外感如将（兵贵神速，机圆法活，去邪务尽，善后务细，盖早平一日，则人少受一日害）；治内伤如相（坐镇从容，神机默运，无功可言，无德可见，而人登寿域）。"可结合此"急证急攻"病案，仔细体会其中深意。

另外，一日之中，病情三变，三次更换方药，才能及时准确地治愈湿热疫重症。这令我们反思今日中医临床工作中存在的不足，我们常不能如此及时地观察病情，不能如此认真地运用中药，以至于影响了疗效。又如"辛凉平剂银翘散"，根据《温病条辨》的要求，"鲜苇根汤煎""病重者，约二时一服，日三服，夜一服；轻者三时一服，日二服，夜一服"；又说"今人亦间有用辛凉法者，多不见效，盖病大药轻之故"，这些用药要求值得我们注意。

彭 师 篇

一、暑湿炽盛，久郁少阳

患者男性，73 岁，广州人。2005 年 5 月 8 日初诊。

主诉：高热反复发作 1 年余。

现病史：2004 年 1 月始无明显诱因突然出现寒战，继以高热，体温 39.0℃，伴有汗出、乏力、咳嗽、咯大量白痰，发热期间嗜睡、神识不甚清楚，小溲自遗，持续 4 小时后热退。热退后觉乏力，余无不适。此后高热反复发作，发作比较频繁时每日 1~2 次，比较稀疏时 3~4 日发作 1 次，在广州市多家大型西医院先后住院 13 次以求诊治。曾进行多次血、尿细菌培养，骨髓穿刺检查，多部位影像学检查，均无阳性发现。因其年高，怀疑为恶性病变，曾检查胸片十余次，胸部 CT 两次，均无明显异常。使用多种抗生素治疗无效。后至某大型中医院住院治疗，诊为"阳虚发热"，使用附桂八味丸等治疗，热势益甚，并出现明显口渴。遂来我院求治于彭师。就诊当日寒战高热发作 1 次，诊时暂无发热，神清，口不甚渴，疲倦乏力，有汗，咳嗽，白痰量多，纳差，恶心欲呕，形体瘦，舌暗红，苔黄腻，脉滑数。本院查血分析示：WBC14.2 × 10^9/L，NEU12.1 × 10^9/L，RBC3.23 × 10^{12}/L，HGB80.5 × 10^9/L，血培养阴性，肥达反应阴性，外斐反应阴性，未找到疟原虫。

既往史：既往有高血压病史 3 年，血压控制良好，2000 年曾行经皮冠状动脉腔内血管成形术（PTCA）。

中医诊断：伏暑病。

西医诊断：不明原因发热。

辨证：暑湿炽盛，久郁少阳。

治法：清暑化湿，和解少阳。

治以蒿芩清胆汤加减。处方：

黄芩、滑石（先煎）、党参各15g，青蒿（后下）、柴胡、法半夏、枳实、竹茹各10g，茯苓20g，陈皮、青黛（包煎）、甘草各5g。5剂，水煎服。

二诊（2004年4月8日）：服药后，连续4日无发热，昨晚又发高热，体温39.0℃，发热时呕吐、遗尿、神识不甚清楚，诊时疲乏，舌暗红，苔黄腻，脉滑数。仍以前法治之：青蒿（后下）、滑石（先煎）、连翘、党参各15g，黄芩、柴胡、法半夏、枳实、竹茹各10g，茯苓20g，陈皮、青黛（包煎）、甘草各5g，大枣3枚，生姜3片。5剂，水煎服。

三诊（2005年5月22日）：连续9日无发热，仍疲倦、纳呆、寐差，舌淡红、苔黄厚腻，脉弦滑。处方如下：黄芩、滑石（先煎）、党参各15g，青蒿（后下）、远志、法半夏、枳实、竹茹各10g，茯苓20g，陈皮、青黛（包煎）、甘草各5g，大枣5枚，生姜3片。5剂，水煎服。

四诊（2005年5月29日）：近1周偶有低热，每日最高体温37.3～37.5℃，精神较疲倦，寐稍差，舌淡红，苔薄黄腻，脉弦滑。以升降散合青蒿鳖甲汤治疗，处方如下：鳖甲30g，茯苓20g，花粉、瓜蒌壳各15g，青蒿（后下）、浙贝母、知母、法半夏、僵蚕、姜黄各10g，大黄6g，蝉蜕5g。5剂，水煎服。药后热退。

【作者按】本病例为长期反复高热，辨证为"暑湿郁阻少阳"，据此遣方用药，取得了良好的疗效。初诊时该患者发热已1年有余，其发热症状具有发作性的特征，每次仅持续4小时左右，发作频率最频繁时为每日1~2次，最稀疏时为3~4日1次。经过治疗后，先是发热间隔期延长，后转为低热，最后治愈。

夏月感受暑湿病邪，伏藏体内，蕴化日久，至冬月自内爆发，属于"伏暑"范畴。由于暑邪之酷烈、伏邪之深重，故起病即见高热；又由于湿邪之留恋，故日久不退，留恋于少阳气分。湿性黏腻，不易速去，故郁阻少阳。其中，高热为"暑"的特点，倦怠、纳差、苔腻为"湿"的特点，寒战发热交替出现则是少阳之明证，发作性的症状特点也说明病位在少阳之半表半里。当以蒿芩清胆汤清泄少阳、化痰利湿。本方药以青蒿、黄芩二药为君，入少阳清邪热而利枢机；竹茹、半夏燥湿化痰；枳壳行气降逆；赤苓、碧玉散清热利湿。诸药配合有清热化湿，疏理气机的功用。暑湿去，枢机利，则诸症自愈。

某君言，在《伤寒论》的方剂中，最常用的是小柴胡汤；而温病学派的方剂中，最常用的则是蒿芩清胆汤。此语很难被证实，但蒿芩清胆汤证在临床之常见，由此可见一斑。彭师认为，岭南地势低卑，气候炎热潮湿，四季不甚分明；与之相应，岭南温病的发生、发展有其特殊性。少阳为人体气机升降之枢纽，主司气机疏调，湿邪易阻气机，所以，暑湿（或湿热）郁阻少阳一证在岭南地区四季可见。蒿芩清胆汤与小柴胡汤之主证均为寒热往来、热在少阳，其辨证的区别在于蒿芩清胆汤有脘痞、苔厚腻等湿象。蒿芩清胆汤的常见加减法是：恶寒明显者，说明兼有寒邪，可加柴胡或合用小柴胡汤；西医诊断考虑为病毒感染、中医辨证热象较重者，加用板蓝根、大青叶；湿浊极盛、舌苔厚腻甚则如积粉者，合用达原饮；长期反复发作性发热，说明正邪相持，正气相对不足，不能祛邪外出，可合用小柴胡汤，其中有党参、姜、枣益气和中，虚甚者可在发热间歇期补虚，例如补中益气汤。

叶天士《温热论》原文 9 中说："如面色白者，须要顾其阳气，湿胜则阳微也，法应清凉，然到十分之六七，即不可过于寒凉，恐成功反弃，何以故耶？湿热一去，阳亦衰微也。"这段话说明了两个问题：第一，即使是阳虚之人，感受了热邪、出现了热证，也还是需要清热的，但必须把握好分寸，用至十分之六七即应停止，因为这种阳虚体质容易导致病情向"湿胜阳微"转化；第二，湿热证的治疗过程中，素体阳虚的人易向寒湿转化，素体阴虚的人容易热势再燃，须重视邪实与正虚的关系，须重视体质在病情转化中的关键性作用。

本案患者年高体弱，病程日久，确有某些虚象，前医以附桂八味丸治之者，阴中求阳也，结果却加重病情。彭师针对其"暑湿郁阻少阳"之病机，清暑化湿，和解少阳；但在清暑化湿的同时，对其"虚"亦有所兼顾，仿小柴胡汤方义，加柴胡以推陈致新，加党参、姜、枣以益气和中。这反过来说明该患者的病情，郁阻少阳之暑湿病邪才是主要矛盾，"虚"只是次要问题，依此治之，故获良效。

二、温病失治，火郁三焦

患者男性，34 岁，广东高州人。2004 年 4 月 7 日初诊。

主诉：发热 4 个月。

现病史：2003 年 12 月始出现发热、咳嗽，在当地医院（高州）治疗不效，遂来广州求医。于广州市某中医院住院治疗 1 个月不效。于 2004 年 2 月 11 日又至广州市某大型西医院住院治疗。曾进行多次血、尿细菌培养，结果均为阴性，进行多次多部位影像学检查及多次骨髓检查，认为"可基本排除感染性疾病、血液病及恶性肿瘤"。曾使用多种抗生素治疗，每于使用后热势升高，拟诊为"多种药物过敏反应"，停用抗生素，使用激素治疗（甲泼尼龙 80mg/d，维生素 D 联用氢化可的松 200mg/d），亦不能控制病情。发热每于午后加重，入夜尤甚，体温高达 40℃。近日病情加重，夜间热甚时出现神昏谵语。遂邀彭师会诊。诊时症见：发热（体温 39.4℃），神清，口渴，头面、双上肢见斑疹色紫红，咳嗽有痰，大便 3 天未解，体尚壮实，纳可。舌暗红，苔薄黄腻，脉滑数。

中医诊断：温病迁延日久。

西医诊断：不明原因发热；多种药物过敏反应？

辨证：火郁三焦，充斥上下，内迫营血，胃之阴津受损。

治法：宣泄郁火，清胃生津。

以升降散合化斑汤治疗。处方：

生石膏 30g（先煎），大黄 8g（后下），僵蚕、姜黄、知母各 10g，蝉蜕 6g，甘草 5g，玄参 20g，丹皮 12g，赤芍、红条紫草、粳米各 15g。

二诊（2004 年 4 月 8 日）：服药后，当晚体温降至 35℃，家属急来电话询问，知患者"身凉汗多，神清"，此为津气损伤，急以益气养阴：西洋参 15g，麦冬、五味子各 10g。

三诊（2004 年 4 月 10 日）：两日后复诊，热势渐退，每日最高体温不超过 38.5℃，全身散在斑疹，出至手足心，大便通畅，舌红，苔薄腻。邪热已减，气血同病，兼以痰湿。当清热化痰，凉血化斑，以化斑汤合温胆汤治疗：生石膏（先煎）、水牛角（先煎）各 30g，玄参、茯苓各 20g，粳米 15g，甘草 5g，枳壳、竹茹、知母、法半夏各 10g，陈皮 6g，生姜 3 片，大枣 5 枚。

四诊（2004 年 4 月 14 日）：午后夜间热甚，天明汗出身凉，体温波动于 37.5 ~ 38.2℃。胸闷，咳嗽，痰可咯出，脘痞，纳差，舌略红，苔黄腻。治以蒿芩清胆汤：黄芩 12g，青蒿（后下）、法半夏、枳实、竹茹各 10g，陈皮、青黛（包煎）各 6g，茯苓 20g，滑石

15g（先煎），甘草5g。

服药后热退，继以参苓白术散加减善后治疗半个月，痊愈出院。

【作者按】该病患者发热5个月有余。咳嗽是患病5个月来一直存在的症状，可见在肺之邪热始终存在。初诊时既见到咳嗽等上焦肺的症状，口渴、发斑等中焦胃的症状，又见便秘等下焦大肠的症状，为在肺之温邪日久失治，火郁三焦，充斥上下，故用升降散宣泄郁火。

温邪日久失治，不但充斥三焦上下，而且内迫营血。神昏谵语、斑疹，均为内迫营血之象。叶天士《温热论》原文5中说："若斑出热不解者，胃津亡也，主以甘寒，重则如玉女煎，轻则如梨皮、蔗浆之类。"温病发斑多因阳明胃热内迫营血所致。斑疹外发则邪有透解之机，故斑出之后，热势应逐渐下降。若斑出而热不解者，是为邪热消烁胃津，致津伤不能济火，水亏火旺而热势燎原，即叶氏所谓"胃津亡"的后果。

本案患者即是出现了这种"斑出热不解"的情况。对于"斑出热不解"的治疗，叶氏提出"玉女煎"，王孟英认为并非是玉女煎之原方，而是用白虎加地黄法，吴锡璜又提出："热甚者，尚有犀角地黄合白虎法。"故使用化斑汤清胃泄热与养阴生津并进。该病患者虽未见明显虚象，然病程日久，邪热久恋，正气自虚，故减去水牛角以免过于寒凉，而加入丹皮、赤芍、红条紫草着重凉血化斑。

该病例发热颇为顽固，5个月来体温从未降至正常，而服药一剂后产生了明显疗效，当晚体温降至35℃，但是患者出现了身凉汗多。对于此时的病情，可以参考《温热论》原文6来理解。本病例虽未出现战汗，但病机类似：邪热久留，正邪相持日久，正气奋起祛邪后，体温骤降。可以分为两种情况：一种为阳气一时不复，"待气还自温暖如常矣"。另一种则是发生了脱证。其鉴别要点有三：脉象、神志与汗出情况。由于二诊为紧急情况下的电话询问，故脉象不可知；神清则为佳兆；关于汗出，叶天士指出"汗出肤冷"为顺，"肤冷汗出"为逆。患者身凉后汗出甚多是气阴两伤，失于内敛之象，当急以生脉散益气敛阴。

三诊时虽然斑疹遍布，但热势已减，大便通畅，辨证为气血同病、兼有痰湿。仍以化斑汤清热凉血化斑，以温胆汤化痰清热利湿，如叶氏所云"分消走泄"之法。

由于辨治准确，服药后热势进一步下降。午后夜间热甚，天明汗出身凉。夜间症状明显，多与"阴"有关。温病中夜间发热较甚者，常见热灼营阴之清营汤证、邪留阴分之青蒿鳖甲汤证、暑湿郁阻少阳之蒿芩清胆汤证。热灼营阴证当伴见心烦、舌绛、斑疹隐隐等，邪留阴分证当伴见舌红少苔、形瘦、热退无汗等，而本病患者以胸闷、咳嗽、咳痰、脘痞、纳差、苔腻等痰湿表现为特征，应属蒿芩清胆汤证。蒿芩清胆汤证中发热夜间为甚，并非因为病位属"阴"，而是病邪性质属"阴"。湿为阴邪，午后夜间属阴，故夜间热甚；天明属阳，热属阳邪，热迫汗出，热随汗泄，故身凉。然湿性黏腻，不易速去，故郁阻少阳。当以蒿芩清胆汤清泄少阳、化痰利湿。

药后发热消失，诸症好转，唯余湿留恋、脾胃气虚，以参苓白术散健脾化湿善后而获痊愈。

◢ 三、热毒痢

患者男性，32 岁，干部，广州人。1998 年 3 月 13 日初诊。

主诉：反复腹痛、排脓血便 3 年余。

现病史：患者于 1994 年 5 月出差，食海鲜后出现腹痛、腹泻，初为黄色水样便，渐渐转为脓血便。在某大型西医院拟诊细菌性痢疾，遂转往传染病医院住院治疗，又诊为溃疡性结肠炎，又转回大型西医院住院治疗，经过肠镜等检查，最终确诊为"溃疡性结肠炎"，使用大剂量糖皮质激素为主治疗，病情好转，但需要服用泼尼松30～60mg，每日一次维持，此后3年余经常出现腹痛、腹泻，症状较轻时每日排2～3次黄色水样便，症状较重时每日排8～10次脓血黏液便。曾经在多家西医院和中医院治疗。因长期服用糖皮质激素，曾出现骨质疏松、会阴蜂窝织炎、肛周脓肿等并发症。前医以芍药汤、白头翁汤、参苓白术散等加减治疗10余日，并服用泼尼松60mg，每日一次，疗效均不明显，遂求治于彭师。诊时症见：神清，精神较疲倦，满月脸，水牛肩，面色白而虚浮，终日腹痛隐隐，有时腹痛加重，随后立即排脓血便，恶臭，伴随肛门灼热感，排便后腹痛可减，但有排便不尽感。每日排脓血便7～8次。口不渴，睡眠可。舌淡胖，有齿印，苔薄黄腻，脉弦细。

中医诊断：痢疾。

西医诊断：溃疡性结肠炎。

辨证：热毒蕴结肠道。

治法：清热解毒凉血，佐以行气化湿。

治以白头翁汤为主。处方：淮山药30g，白头翁、救必应、苦参各15g，木香（后下）、黄柏、黄连、秦皮、蒲公英、扁豆衣各12g，枳壳、紫花地丁各10g。水煎服，日1剂。

另予中药保留灌肠。处方如下：火炭母、马齿苋、苦参各30g，地榆、黄柏、槐花各15g。

患者经过上述治疗以后病情好转，自觉轻松，大便中脓血渐少，排便次数亦减少，肛门灼热、大便臭秽等俱有减轻。遂按照前述治法，少佐石榴壳等收涩药物，共治疗10余日，症状基本消失，每日排黄色烂便约3次，来有少量黏液，可以逐渐减少泼尼松用量至30mg，每日一次。

【作者按】初发时为实热证，病程日久则虚实夹杂，脾胃阳气受损则出现面色白而虚浮、腹痛隐隐、舌淡胖有齿印、脉细等虚象；而恶臭脓血便、肛门灼热感、排便后痛减、排便不尽感等实热之象仍然存在。前医认为该患者存在寒热虚实错杂的情况。遂治以补虚泻实并举，运脾补气，调气行血，清热化湿。治以芍药汤、白头翁汤、参苓白术散罔效。

彭师认为，"泄泻"与"痢疾"二病本可相互转化。本案患者在病情好转时，可由痢转泄，排黄色水样便；病情加重时，则由泄转痢，排恶臭脓血便。该病虽病程日久，虚实错杂，但在治疗过程中应抓住主要矛盾。前医所开具的芍药汤、白头翁汤、参苓白术散虽均为治疗痢疾或泄泻的名方，亦对该病病机有一定程度的把握；然而病程日久，病势颇重，如果处方不能切中病机，针对主要矛盾，终究不能起效。在治疗中，尤其应该权衡"实"与"虚"的孰轻孰重，"实"的性质，"虚"的脏腑部位。虽有面色白而虚浮、腹痛隐隐、舌淡胖有齿印、脉细等虚寒之象，但目前该患者局部的热毒表现非常突出，应以苦寒解毒重剂直清里热为主，佐以行气、化湿、健脾诸法。

中医辨证不外乎八纲：阴阳、表里、寒热、虚实。其中阴阳为辨证的总纲。表、热、实属阳，里、寒、虚属阴。有些特殊的病例属于寒热虚实错杂，但在"错杂"之中，当细辨寒热虚实之多少，若正虚邪实并重，当补虚泻实并举；若寒热之象均明显，可根据具体情况采用温寒清热并举如温上清下、温表清里等治法；若有所侧重，在治疗中亦应注意把握主要矛盾。对于一些难治性疾病，往往中医辨证不够典型，四诊材料错综复杂，有些甚至相互矛盾，必须详细诊查，在"寒热虚实错杂"之中，明辨是以热为主还是以寒为主，以虚为主还是以实为主。回顾本案病情，虽然具有虚象，但终究以局部的热毒证表现十分突出，首先表现为排臭秽的脓血便，而且有肛门灼热感、排便后痛减、排便不尽感。与之前的中医治疗不同，彭师拟定的方药对疾病的主要矛盾具有很强的针对性，所以取得了良好疗效。

四、腹泻真寒假热

患者男性，57 岁，干部。2006 年 6 月 18 日初诊。

主诉：腹泻 20 余日。

现病史：因慢性酒精中毒及酒精戒断综合征住院期间，2006 年 5 月 23 日腹泻 7 次，大便褐色稀溏不甚臭，无黏液，无脓血，下腹胀闷不适，辘辘有声，无腹痛，无呕吐，常突然出现强烈的欲排便感，即须跑步上厕所，稍迟即排入裤中，伴有脱肛，排便后腹胀减，口渴多饮水，小便调，怕热，在空调病房中常赤上身。舌暗淡红无光华，苔白浊有裂纹，脉弦细。初以"酒客里湿素盛"（叶天士语），见本腹泻病例之寒热偏盛表现不甚典型，治以化湿理气，佐以健运脾胃，服后无效。2006 年 5 月 30 日又以久病体虚，而且伴有脱肛，诊为中气虚弱下陷，遂治以补中益气汤佐以化湿药物，又无效。2006 年 6 月 6 日再以患者口渴饮水甚多，怕热，以为湿中蕴热，治以化湿清热理气，使用火炭母、白头翁等药物，又无效。2006 年 6 月 12 日再以患者的肠激惹症状很明显，每出现欲排便感后急需如厕，泻后腹胀可减，以为肝气乘脾所致，治以痛泻药方加味治疗，又无效。在整个治疗过程中，曾经考虑是否因使用治疗神经系统疾病的药物而出现腹泻的副作用，予以减少或调整相关药物；曾配合使用环丙沙星、小檗碱、腹可安片、藿香正气丸、思密达、双歧杆菌等治疗均无效，患者亦拒绝肠镜等进一步检查。遂请彭师诊治，患者脉症基本同前，细问患者口渴的症状，知道患者自幼喜饮水，多年来已经养成多饮水的习惯。

既往史：因为站立不稳、四肢麻木、语无伦次等在我院神经内科住院治疗，诊为酒精性小脑共济失调、酒精性周围神经病、酒精戒断综合征、酒精性肝损害等，经过治疗后病情好转。

生活史：嗜酒史30年，每日至少1斤白酒。嗜烟史20余年，2包/日。

中医诊断：泄泻。

西医诊断：功能性腹泻。

辨证：脾胃阳气虚衰。

治法：温阳健脾，补气升提。

治以理中丸合补中益气汤治疗，处方：黄芪45g，党参、干姜各15g，熟附子（先煎）、白术、防风、柴胡各10g，当归、陈皮、升麻、炙甘草各5g。水煎服，日1剂。

服上药治疗后，2剂腹泻可减，服至7剂痊愈，大便成形。守前法再进5剂收功，嘱其务必节制烟酒。

【作者按】腹泻作为一个症状，主要见于"泄泻"一病，其余可兼见于"痢疾""霍乱""暑湿"等病证。在《素问·气交变大论》中即有"鹜溏""飧泄""注下"等记载。《素问·阴阳应象大论》认为："湿胜则濡泄。"腹泻虽为常见症状，但其病因病机和诊治却是相当复杂的。目前一般认为，腹泻多由外感六淫、内伤七情、饮食不节、脾胃功能障碍和肾阳虚衰所致，其中和脾胃的关系最为密切。中医治疗泄泻具有丰富的经验，如李中梓在《医宗必读》中提出了著名的治泻九法：淡渗、升提、清凉、疏利、甘缓、酸收、燥脾、温肾、固涩，对泄泻的治疗具有重要的指导意义。

在临床工作中，有一些腹泻患者的治疗非常困难，不能获得满意的疗效。如果从西医的角度来看，这种情况既可见于一些公认疗效较差的疾病，如重型非特异性溃疡性结肠炎，也可见于一些并无严重器质性疾患的功能性腹泻。中医治疗腹泻具有优势和特色，许多西医疗效不佳的腹泻病例，求治于中医，常获良效。

　　彭师认为：该患者确实存在一些类似热证的表现，如口渴多饮水、怕热等，也存在类似实证的表现，如泻后腹胀可减。但该患者的粪便不臭，可知非热证，脱肛为气虚下陷，舌暗淡红无光华、苔白、脉细为阳虚的表现。而且经过前医的诊治，化湿、运脾、清热、疏肝、补气、升提、收涩诸法均无效果，可知其关键病机在于阳虚。

　　这里有一个有趣的问题，《伤寒论·辨太阳病脉证并治》中言："身大寒，反不欲近衣者，寒在皮肤，热在骨髓也。"身虽大寒，却不怕冷，不想多穿衣服，是寒在外表、热在内里的外假寒里真热证。照此看来，本病患者怕热，在空调病房中常赤上身，似乎不应该是里寒证？这个问题可以这样理解：首先，《伤寒论》所论者，为太阳表证，而对于内伤杂病来说，病机可能比较复杂，例如其他脏腑阳气并未虚衰，而唯独脾胃肠腑虚寒；其次，患者穿着衣服、饮水等生活习惯可能受地域气候习俗的影响。归根结底，关键还在于四诊合参、审证求因，去探寻疾病的本质。

　　经云：用热远热。岭南地区气候炎热，岭南人患病偏于热者居多，治疗多用偏于凉性的药物。亦有体质薄弱、虚不受补者，即使有虚寒表现也不能耐受温药。这种情况导致岭南中医使用温性药物比较谨慎。当虚寒证候比较典型时，当然可以决定使用温性药物；若逢病情复杂如本案者，常常难以做出正确的决定。必须勤学苦练，不断揣摩，打好中医辨证的功底，才能正确诊治疑难病证。本案的辨证颇难把握，曾经因其嗜酒多年而主要考虑脾湿证，又因其口渴多饮、怕热疑为热证，因肠刺激症状明显而疑似肝气乘脾证，因久泻脱肛而疑似中气下陷证。疑难的中医病证，常常四诊材料错综复杂，相互矛盾；而治疗的关键在于去伪存真、去粗存精，从总体上准确把握矛盾的主要方面，正所谓"善诊者，察色按脉，先别阴阳"。本案辨证的关键正是在于对寒热的辨析。

　　当患者的中医四诊资料互相矛盾，分别指向不同的证型时，把握其关键病机显得尤为重要。第一是全面采集、综合分析法，要善于把握大体和全局；第二是抓重点的方法，要善于抓住关键性的症状。在错综复杂的四诊资料中，某些症状体征对于特定疾病的辨证具有十分重要的意义，例如腹泻时粪便的性状、咳喘时痰的性状等。彭师在辨治疑难病证时，善于抓住这些关键性的症状。病案三"热毒痢"中，患者排恶臭的脓血便，伴随肛门灼热感，虽伴有很多类似虚寒证的表现，却必为热证无疑；而在本案中，粪便无臭，虽伴有一些类似实热证的表现，却并非热证。作者曾经听印会河教授讲授如何对咳喘进行辨证，其中亦将痰的性状特点作为最重要的辨证依据。

五、过敏体质湿温

患者女性，23 岁，本校学生。2008 年 12 月 7 日初诊。

主诉：发热 7 天。

现病史：11 天前出现轻微疲乏、纳差，未予注意。7 天前洗头后午睡，醒后出现低热，微头痛，当时未予处理。4 天前出现腹痛、腹泻、恶心、呕吐胃内容物。4 天前月经来潮，外院曾给予头孢地嗪钠静脉滴注，并小柴胡颗粒口服，但热势逐渐增高，最高达 39.9℃。入院当日，外院予热毒宁注射液静脉滴注后，全身出现红色皮疹，遂于 2008 年 12 月 6 日入我院治疗。入院后发现患者对多种静脉滴注药物过敏，如静脉滴注葡萄糖和氯化钾之后立即出现大片风团皮疹，停止静脉滴注药物，口服氯雷他定和氯苯那敏抗过敏。体查：心率 68 次/分，右腹股沟可见 1×0.5cm 焦痂，心肺、腹部体格检查无阳性发现。实验室检查：白细胞 3.59×10^9/L，淋巴细胞总数 0.362×10^9/L（百分数 10.1%），中性粒细胞总数 2.98×10^9/L（百分数 82.9%），嗜酸性粒细胞总数 0.002×10^9/L（百分数 0.050%），血

小板 72.1×10^9/L。

现症见：体温波动于 39.0～39.8℃，伴恶寒，除服用退热药物后有小汗之外，病起 7 日均无汗，烦躁；全身淡红色皮疹、风团，微痒；纳差，日解稀便 2 次，口不渴；无咳嗽，无恶心呕吐，无关节疼痛；舌红，苔黄腻，脉滑。

既往史：1 个月前在草地上休息后出现全身风团瘙痒，外院诊治后好转。

过敏史：对多种食物（例如水果）过敏。

中医诊断：湿温。

西医诊断：不明原因发热：肠伤寒？恙虫病？

辨证：邪遏卫气。

治法：芳香透表，清热化湿。病起 7 日，无从汗泄，应疏之透之，从三焦分化湿邪。

治以三仁汤加减，处方：薏苡仁、滑石各 30g，白豆蔻（后下）、地肤子、葛根各 15g，杏仁、法半夏、厚朴、通草、竹叶、薄荷（后下）、蝉蜕、丹皮、藿香、防风各 10g。2 剂。

二诊（12 月 9 日）：服药后得小汗，今日高热无汗，烦躁，但恶热，不恶寒，体温波动于 38.8～40.6℃；月经前日停止后今日复来，脘闷，咳嗽，日解稀便 5 次；皮疹逐渐消退；舌红，苔黄腻，脉滑。肥达反应和外斐反应均为阴性。辨证：湿从热化入里，湿热炽盛，弥漫三焦，唯表气仍不得透畅。当清热化湿、宣通三焦、兼以透表，以三石汤加减：生石膏 40g（先煎），滑石 30g，金银花 20g，连翘 15g，竹茹、杏仁、通草、竹叶、淡豆豉、薄荷（后下）、香薷（后下）、桔梗、白豆蔻（后下）各 10g，甘草 6g。2 剂。

三诊（12 月 11 日）：稽留型高热，恶热，体温 38.9～40.6℃；腹泻次数增多，日夜无度，泻下黄色粪水，无臭，口渴不欲饮；全身皮疹已经消退；舌红，苔黄腻，脉滑。复查肥达反应 O 抗原(1：

160）和 H 抗原（1∶80）均阳性，外斐反应阴性。西医诊断：发热查因（考虑肠伤寒与恙虫病相鉴别）。因静脉用药恐患者过敏，故予以口服左氧氟沙星和强力霉素抗感染。辨证：湿热蕴中，邪干胃肠，热迫下注。治以清热化湿止利，以葛根芩连汤合王氏连朴饮加减：葛根 30g，茯苓 20g，黄芩、黄连、厚朴、法半夏、栀子、淡豆豉（后下）、佩兰、石菖蒲、藿香各 10g，甘草 6g。2 剂。

四诊（12 月 13 日）：热减，体温 37.9～39.0℃；腹泻减轻，大便排出不畅，腹痛甚，泻后痛减；咳嗽，咳痰色黄带血，舌淡红，苔白腻，脉滑，重按无力。体查：腹软，左侧腹部压痛和反跳痛。请外科会诊，认为无外科手术指征。辨证：湿热气滞，蕴结肠腑。治以清热化湿，行气通腑，以王氏连朴饮合枳实导滞汤，酌加化痰止咳之品：芦根 15g，厚朴、淡豆豉、石菖蒲、法半夏、栀子、杏仁、川贝、桔梗、扁豆花、紫草、神曲各 10g，甘草 6g，大黄（后下）、黄连各 5g。4 剂。

五诊（12 月 17 日）：低热，体温 36.8～37.3℃；胃纳较好，口鼻干燥，流黄色带血鼻涕；口渴，饮水不多；舌淡红，苔薄白腻，脉细数。查：双下肢浮肿，按之凹陷。复查肥达反应 O 抗原（1∶80）和 H 抗原（1∶80），外斐反应阴性。辨证：阴伤水肿。当养阴生津与利水并举，以沙参麦冬汤加味：冬瓜皮、茯苓、车前草、白花蛇舌草、玉竹、珍珠草各 30g，沙参 20g，花粉、地骨皮、桑白皮各 15g，麦冬、桑叶各 10g。4 剂。

服药后水肿消退，继以沙参麦冬汤加减治疗，口鼻干燥、流涕带血诸症消失，12 月 23 日复查肥达反应、外斐反应均为阴性，痊愈出院。随访至 2009 年 4 月，健康状况一直良好。

【作者按】本案为重症湿温，彭师辨证准确，遣方精当，值得参考学习，

湿温是湿热类温病中的代表性疾病，"湿"的特点显著，困阻中

焦脾胃气机，缠绵难愈。古代中医医案所述湿温，病程常在旬月之外。本病例起病滞缓，热势逐渐增高，传变较慢，病程较长，纳差、腹痛等中焦脾胃见证明显，为典型的湿温病。西医之"肠伤寒"与湿温的临床特点十分相似，自然病程约4周。特定的抗生素对肠伤寒具有肯定的疗效，能够明显地缩短病程，但病死率仍在 1%～5%，并发肠穿孔、肠出血、心肌炎、严重毒血症者病死率高。

本例患者为重症病例，持续高热，出现烦躁等毒血症精神症状，而且患者存在特殊的过敏体质，甚至静脉滴注葡萄糖和氯化钾注射液都会导致皮疹等过敏症状，几乎无药可用。遂采用口服中药和抗过敏药物为主，逐渐增加口服抗生素。本病例的西医诊断不完全肯定，主要考虑肠伤寒或恙虫病，既有稽留热、相对缓脉、消化道症状、中毒症状、血白细胞和嗜酸性粒细胞下降、肥达反应阳性等肠伤寒的表现；又具有草地接触史、皮肤焦痂等恙虫病的特征，细菌培养和免疫学检查结果亦未能确定诊断。

本案的治疗过程中，彭师准确地把握湿温病中湿热变化、病变部位和层次浅深，谨守病机，辨证论治。概要分析如下：

一诊：湿热之邪外受，始则困阻卫气，黏腻缠绵，故初起恶寒少汗，起病较缓，随着湿渐化热，热势逐渐增高，一诊时病仍在卫气稽留，但有入营之势，故见烦躁、皮疹。温病为外感病，一般来讲，病邪由表入里为加重，由里出表为减轻，所以在温病治疗中特别强调"透"法，其中湿邪在表者当用宣表化湿法。本案患者病起7日均无汗，仍恶寒，说明病仍流连在表，当芳香透泄，疏化肌腠湿邪，以三仁汤加减治之，药后可得小汗。然而湿性黏滞，不能速愈，仍进一步发展至二诊之湿热弥漫三焦证。正如《温热论》原文9中说："在阳旺之躯，胃湿恒多；在阴盛之体，脾湿亦不少，然其化热则一。"

二诊：发病3日后月经来潮，二诊时月经停后复来，当与温病热入血室相鉴别。《温热论》原文35中说："再妇人病温与男子同，但多胎前产后，以及经水适来适断。"说明温病诊治过程中尚应充分考虑妇女的生理病理特点，但又不可拘泥于这种生理病理状况，"但亦要看其邪之可解处……不可认板法"。湿温病病程甚长，常逢妇女月经周期，不可以热入血室一概而论。本病是湿热炽盛，弥漫三焦，迫血妄行，除了中焦脾胃湿热证之外，尚见咳嗽之上焦证与腹泻之下焦证。王孟英在《温热经纬·卷三》中提出："温邪热入血室有三证：如经水适来，因热邪陷入而搏结不行者，此宜破其血结；若经水适断，而邪乃乘血舍之空虚以袭之者，宜养营以清热；其邪热传营，逼血妄行，致经未当期而至者，宜清热以安营。"本病例类似于王孟英所述的第三种情况，当急清三焦之热以安营止血，故以三石汤加减治疗。

三诊：葛根芩连汤为治疗肠热下利之名方，治疗重点在于清肠热，我们岭南地区多湿，多有急性泄泻患者误服此方，每服必利甚者，泄泻属湿、肠中无热故也，我们在以往的临床工作中多次发现这种情况，须以化湿为主进行治疗。对于腹泻的辨证，粪便的性状十分重要，臭秽者属热，三诊时暴泻无度，泻下无臭的黄色粪水，何以辨证为热？彭师言，热势甚高，腹泻来之势猛，且口渴舌红，故辨为热证，果断地使用清肠止利之葛根芩连汤治疗。当一日内腹泻次数过多时，粪便常不臭，此种情况时依据粪便性状来辨证未必准确，须综合考虑。肠热夹湿，脾失健运，可配合辛开苦降之法，本病用王氏连朴饮，病甚者可用黄连解毒汤。由于辨证准确，服用后泄泻可以减轻，至此湿热之邪渐退，体温逐渐下降，可见湿热之邪胶着难解，须谨守病机，分解湿热，始见疗效。

四诊：湿热气滞，蕴结肠腑，治以王氏连朴饮之清热化湿。虽然病程日久，气虚较明显，但腹部压痛、反跳痛及泻后痛减说明病性仍属实，六腑以通为用，仍应行气通腑，保持大便通畅，再仿积实导滞汤之清化通导，即俞根初所谓"轻法频下"。

五诊：患者既有明显的肺燥见证，又伴随水肿。此证类似猪苓汤之阴虚水肿证，唯本证所伤不在肝肾真阴而在肺胃之阴津，所谓"救阴不在血，而在津与汗"，故以养阴生津与利水并举。

由一诊时的邪遏卫气，至二诊之湿邪化热、弥漫三焦，三诊之热迫下焦大肠，再到四诊之湿热气滞、蕴结肠腑，五诊之肺胃阴伤与水肿并存，辨证准确灵活，用药果断，针对性很强，纵观整个诊治过程，法度井然。

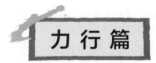

力 行 篇

一、不明原因全身疼痛

患者女性，30 岁，内蒙古呼和浩特人。2011 年 10 月 24 日初诊。

主诉：全身疼痛 40 余天。

现病史：患者于 8 月下旬无明显诱因出现持续性头痛，继而全身持续刺痛，以足底、手掌为甚，自觉寒热往来，时有强烈的寒意和寒战，伴有心慌、气促、疲乏，曾在呼和浩特多家医院求治，病情逐渐加重，遂来广州求治。症见：四肢疼痛剧烈，足底、手掌为甚，因疼痛无法行走站立，昼夜不眠，时有下腹和阴部剧烈疼痛，夜间低热，自觉烦热，大汗，气促，饮不解渴，饮水量多，消瘦，发病以来体重减轻 10Kg，胃纳甚差，大便干结，小便黄。舌红，苔黄腻，脉数。在内蒙古及广州多次检查虎红平板、布鲁氏菌病 IgM、IgG、试管凝集等均为阴性。曾查血分析、肌酶、抗 O、血沉、甲状腺功能、抗 HIV、梅毒抗体、肥达及外斐反应、腰穿脑脊液检查、四肢肌电图、心电图、胸片、头颅 CT、中下腹及盆腔 CT、腰椎 MRI、双肾及双肾上腺 MRI 均无肯定的阳性结果。

中医诊断：伏暑病。

西医诊断：不明原因全身疼痛。

辨证：热痹经络证。

治法：清热通痹止痛。

方以白虎加桂枝汤加味。处方：

生石膏 30g，桑枝 20g，虎杖、葛根、威灵仙、天花粉各 15g，桂枝、知母各 10g，甘草 6g，田七粉（冲服）3g。2 剂，水煎服，每日 1 剂。

除汤药口服外，还结合以下治疗措施：①持续低流量吸氧；②维生素 C 注射液 1g 和 B_6 注射液 0.1g 稀释后静滴，每日 1 次；③塞来昔布胶囊 0.2g，每晚 1 次；④艾司唑仑 2mg，每晚 1 次。

二诊（10 月 26 日）：仍四肢疼痛剧烈，口渴和烦热较前明显减轻，汗出亦有所减轻，下腹痛明显，夜间尤甚，大便干结。舌淡暗红，苔薄白腻，脉数。辨证为津亏腑实，气机不通。治以增水行舟、调畅气机，升降散合新加黄龙汤。处方：

党参 30g，生地黄、麦冬、玄参各 20g，大黄 12g（后下），芒硝（冲服）、生姜各 10g，甘草 6g，姜黄、僵蚕、蝉蜕各 5g。1 剂，水煎服，每日 1 剂。

三诊（10 月 27 日）：服药后昨日排稀便，四肢疼痛稍减，今日不恶热，反畏寒，多汗出，仍有轻度下腹痛。舌淡暗红，苔白厚腻，脉数。辨证为暑湿伤气。治以补气和中化湿，东垣清暑益气汤，处方：黄芪、党参、麦冬各 30g，茯苓 15g，黄柏、泽泻、猪苓、陈皮、法半夏、厚朴花、苍术、白术 20g，升麻、五味子各 5g。4 剂，水煎服，每日 1 剂。

外洗治以活血化瘀、通络止痛，药物：鸡血藤、威灵仙、广东海风藤、海桐皮、苏木、两面针各 30g，红花、乌梢蛇、桃仁各 15g，生川乌、生草乌各 10g。3 剂，水煎服，外洗，每日 1 剂。

四诊（10 月 31 日）：四肢痛减，胃纳转佳，下腹肛门疼痛，阵发加剧，大便较干，便后不爽，舌淡暗，苔白厚腻，脉数。辨证为暑湿瘀滞，蕴结肠道，当标本兼治，益气清热化湿以治本，缓急调气行血以治标，拟李氏清暑益气汤合芍药汤加减，处方：黄芪、薏苡仁各 30g，车前草 20g，白芍、茯苓各 15g，黄芩、黄柏、槟榔、木香、苍术、广藿香、豆蔻（后下）、大黄（后下）各 10g，当归、黄连各 5g。3 剂，水煎服，每日 1 剂。外洗中药同前。

五诊至七诊（11 月 3 至 11 月 10 日）：肢痛逐渐好转，胃纳逐渐恢复，下腹及阴部时痛，舌淡暗，苔白厚腻，脉数。理法方药基本同前。

八诊（11 月 11 日）：肢痛及腹痛明显减轻，已可站立及行走，轻微口干口渴，无气促，无明显畏寒，四肢不冷，反而有阵发灼热感，汗出减少，舌淡红，苔薄白腻，脉滑。辨证为暑湿余邪留恋，气阴两伤。治以芳香化湿，清热益气生津，拟方薛氏五叶芦根汤合薛氏参麦汤，处方：党参、麦冬、稻芽、麦芽各 20g，石斛、木瓜、芦根、冬瓜子各 15g，佩兰、扁豆花、广藿香、荷叶、紫苏梗各 10g，甘草 5g，5 剂。水煎服，每日 1 剂。外洗中药前方去川乌、草乌，加大黄、虎杖、黄柏各 30g。5 剂，水煎服，外洗，每日 1 剂。

于 2011 年 11 月 15 日出院。3 个月后随访，仍存在全身轻度疼痛，对日常生活影响较小。

【作者按】布鲁氏杆菌病的急性感染主要与病原菌生长、繁殖、释放毒素相关，而慢性感染还与免疫功能异常相关。作者认为，该全身剧烈疼痛患者为布鲁氏杆菌病的可能性较大。虽经详细检查，但既无法明确病因诊断，也无疼痛部位（肌肉、关节、神经、下腹盆腔脏器）病损的肯定证据，经本院及外院多次会诊，始终无法确诊。患者住院之前曾经辗转诊治 2 个月不效，病情进行性加重，至住院时病情已经颇为严重，经过中医药为主的治疗后症状缓解。回顾诊疗过程，体会如下：

第一，要认识清楚疾病的本质。患者素体健康，此病突发于夏末秋初寒凉之季，以寒热头身疼痛为主要症状，当属"伏暑"之范畴。伏暑是一种病情深重的伏气温病，病情深重，暑湿蒸腾日久，大伤气血津液，外困肌肉筋脉，内滞脏腑胃肠。

第二，要处理好标本之间的关系。暑湿困阻、气阴损伤为本，瘀血痰湿阻滞经络、不通则痛为标。患者久病之后，前来就医，诊时气血津液已有严重耗伤，形体极度消瘦，胃纳也很差，口渴引饮，瘦人患其液涸，切不可因其主诉疼痛而妄投辛燥活血定痛之品，治疗上总以清暑热、化湿浊、调气机、和脾胃为大法，佐以活血通络定痛中药熏洗，可以概括为"内治脏腑气血，外治肌肉经络"。

第三，要处理好邪正之间的关系。正虚十分明显，多汗、乏力、气短、纳差属气虚，消瘦、口渴、大便干结属阴津损伤；邪气仍盛，暑热亢盛则烦热大渴引饮，暑湿搏结肠腑则腹痛便秘或里急后重，苔白厚腻属湿浊壅盛。在各阶段，当辨明邪正盛衰，或祛邪为主，或扶正为先，或祛邪扶正并举。《温热论》原文9曰："如面色白者，须要顾其阳气，湿胜则阳微也，法应清凉，然到十分之六七，即不可过于寒凉。"可见，即使是阳虚有寒的人，得了热病，亦须用清热之品，不过必须避免使用过度。本案中虽然患者体虚，但当邪盛之际，清泄之法亦使用得十分果断，可供参考。

第四，要针对每一阶段的主要矛盾灵活辨治。病程日久，虚实夹杂，病机十分复杂，因此在治疗时必须抓住每一阶段的主要矛盾。初则大热大渴身痛，治以白虎加桂枝汤以清热通痹；继则便秘腹痛，治以新加黄龙汤合升降散以补虚通便；之后热减，气虚湿浊比较突出，治疗以东垣清暑益气汤补气和中、清暑化湿为主，其间湿热阻滞肠道，出现腹痛窘迫、里急后重，佐以芍药汤调气行血；后期病情好转、胃纳转佳、舌苔变薄，治以薛氏参麦汤以清补元气，薛氏五叶芦根汤以轻清芳化，如《湿热病篇》原文9曰："宜用极轻清之品，以宣上焦阳气。"

二、丘脑综合征

患者男性，64 岁，广东南海人，2009 年 7 月 20 日初诊。

主诉：右侧肢体疼痛 1 年余。

现病史：患者于 1 年前出现右侧肢体麻木乏力，经头颅 CT 确诊为左侧丘脑出血约 5mL，数日后出现右侧头面、肢体及躯干部的剧烈疼痛，伴有挛缩感，难以忍受。曾在多家中、西医院住院治疗不能缓解，反而逐渐恶化。家属诉其因疼痛日久，性格大变。症见：神志清，形体消瘦，精神疲倦，右侧偏身剧烈疼痛伴挛缩感，阵发性加剧，因惧怕疼痛而被动卧床，不敢翻身，手脚不能轻微移动，轻轻触摸其肌肤后即可诱发无法忍受的剧痛；纳差，进食甚少，消瘦，夜间疼痛，彻夜不眠，大便干结，口渴喜温饮，咯少量白痰；舌淡暗红，根部厚苔，舌中部和前部光剥无苔，脉弦细。体格检查见右侧肢体肌张力增高，右侧上肢肌力 V⁻ 级，右侧下肢肌力 Ⅳ 级，右侧偏身痛觉、触觉过敏。

中医诊断：中风（中经络），痹病。

西医诊断：陈旧性左侧丘脑出血，丘脑综合征。

辨证：阴血亏虚，瘀血阻络证。

治法：濡养肝阴，缓急止痛，佐以活血定痛，健运脾胃。

方以芍药甘草汤加味，处方：白芍、太子参、鸡血藤各 30g，生地黄、五指毛桃、鳖甲（先煎）、谷芽、麦芽各 20g，木瓜、丹参、羚羊角骨（先煎）、茯苓、丝瓜络各 15g，甘草 12g，扁豆花 10g，田七末（冲服）3g。3 剂，水煎服，每日 1 剂。

除汤药口服外，还结合以下治疗措施：①中风回春丸 1 包 tid 口服。②生脉注射液 20mL 稀释后静滴，每日 1 次。③氯硝西泮 1mg，每晚睡前服用，争取夜间至少有数小时的睡眠。④手指、足趾、耳垂放血疗法，每日1次。⑤手法推拿，每日1次。⑥加味双柏水蜜（广州中医药大学第一附属医院院内制剂，主要成分有侧柏叶、黄柏、大黄、泽兰、薄荷等，具有活血化瘀、清热解毒、消肿止痛之功）外敷局部痛处。

二诊（7月23日）：病情无明显缓解，仍觉右侧偏身剧烈疼痛，被动卧床，诉手法推拿时疼痛难忍，脉证同前。守前方，增加至每日2剂，恐患者体弱、纳差，不能运药，嘱每次饮用少许中药，频频服之。二诊至四诊其余治疗措施同前。

三诊（7月27日）：右侧肢体疼痛症状较前改善，触摸其肌肤时所诱发的疼痛可以忍受，晨间可扶轮椅于平地练习步行，夜间可睡5~6小时，口干口苦，大便干结，舌脉如前。守方8剂，日2剂。

四诊（7月30日）：胃纳转佳，口干亦改善，大便仍干，日1次，舌脉如前。前方去茯苓、扁豆花，加桃仁、葱白各10g，日2剂。

复诊（8月8日~9月5日）：脉证基本如前，唯大便偏烂。将生地黄的用量减至10g，余药同前，每日2剂。治疗后右侧肢体疼痛及挛缩感逐渐减轻，可自由活动四肢，精神佳，纳眠可，不需服用氯硝西泮，仍继续口服中风回春丸、静滴生脉针、外敷加味双柏水蜜以及推拿和放血治疗。于9月5日病情好转出院。

出院后仍继续守方治疗，口服中风回春丸、外敷加味双柏水蜜，9月30日复诊，诉右侧肢体仍有轻至中度疼痛，但可以自由活动肢体，生活自理，不需服用氯硝西泮及镇痛药物。

【作者按】丘脑是皮质下高级感觉中枢，来自脊髓的各类疼痛传导纤维分别投射至丘脑不同核团。丘脑综合征又名 Dejerine - Roussy 综合征，多由于丘脑膝状体血管病变所致，可表现为病灶对侧持续性或发作性剧烈的难以忍受的疼痛，常伴患肢无力、麻木等。

丘脑综合征常令患者十分痛苦，其治疗包括针对原发病的治疗、心理治疗、物理治疗、针刺治疗以及使用镇痛药、抗抑郁药和抗惊厥药。当上述方法无效而且疼痛成为患者难以忍受的主要症状并严重影响生活质量时，外科手术可以作为最后的治疗手段，但疗效并不确切。

本案属于中风和痹病。中风中经络多以㖞僻不遂为主症，亦可见患肢疼痛，初则为气血痹阻，不通则痛，而该患者疼痛日久成痹，耗伤阴阳气血，其中以阴血亏虚为主，兼有瘀血阻络，证属虚实夹杂。

芍药甘草汤为酸甘化阴法的代表方，功擅益阴养血，缓急止痛，以挛急疼痛为辨证要点。成无己评述芍药甘草汤："酸以收之，甘以缓之，故酸甘相合，用补阴血。"本案例患者为偏身剧痛挛急，伴有消瘦、大便干结、舌中部和前部无苔等阴虚的表现，可以确定为芍药甘草汤证。"大病用经方"，所以抓住阴血亏虚这一主要矛盾，重用经方——芍药甘草汤，并且守方不移。除滋阴养血的主要治疗方向之外，初期还重视健运脾胃，四诊之后，因胃纳转佳，故去茯苓、扁豆花，加入桃仁及葱白，侧重于祛瘀通络定痛。先后共治疗 46 天，用白芍共计 2.5kg 余，终获良效。本案中应用芍药甘草汤的特点总结如下：

一方面，处理好阴血亏虚与脾虚不运的矛盾。患者疼痛日久，阴阳气血俱伤，在阴血亏虚之外，纳差、咳痰等脾虚有湿、不能运化的表现亦存在。在治疗上，重剂阴柔之品有碍脾胃运化，健脾化湿之品又多温燥伤阴，因而存在矛盾。薛氏参麦汤（《湿热病篇》）主治湿热病后期气阴两伤之证，既可益气养阴又兼化湿。故本案取法薛氏参麦汤，养阴血虽用白芍药、生地黄、鸡血藤重剂，但分次频服，以防碍胃；益气健脾用五指毛桃、太子参、谷芽、麦芽，化湿用茯苓、扁豆花、木瓜，皆为功效柔和、不伤阴之品。特别是木瓜一药，酸敛益阴生津，又能除湿通络，为治筋脉拘急之要药，很适合本案。

另一方面，处理好阴血亏虚与瘀血阻络的矛盾。对于疼痛之症状，中医常从瘀论治；久病入血入络，亦多从瘀论治。本病疼痛日久，治疗必兼活血祛瘀之品。但是本案患者阴血亏少，活血祛瘀药物多温燥，须注意不可伤阴。故仿叶天士通络法及薛生白三甲散（《湿热病篇》）。本案主要采用辛润通络法，因阴血亏少，故不用峻猛之品，以丹参、田七、鸡血藤、丝瓜络作为活血养血、通络止痛的基础，四诊之后，加入化瘀力较强而质润的桃仁；辅以辛窜之葱白。配合服用中风回春丸，取"峻药缓攻"之意。三甲散主治之证为"主客浑受"，指素体正气虚衰，阴精耗竭，复感外邪，正虚不能逐邪外出，客邪留恋，不得外解，与虚竭之营血相互胶固，留滞于血脉，其阴伤络瘀之病机与本案有相似之处。本案仿三甲散方义，用鳖甲、羚羊角骨之咸寒，逐阴分之邪，滋养精血；再配伍桃仁等活血之品以破滞破瘀。

纵观本方配伍特点，取法于芍药甘草汤、薛氏参麦汤、叶氏通络法及三甲散。芍药甘草汤养阴缓急止痛为主，仿薛氏参麦汤解决脾虚不运但又需服用阴柔重剂这一矛盾，仿叶氏通络法及三甲散解决在阴血亏少之体如何进行祛瘀通络的问题。诸法合用，共奏养阴柔筋、活血化瘀、通络定痛、健脾益胃之功。

三、中风谵妄

患者男性，72岁。2008年6月28日初诊。

主诉：言语不清、嗜睡20余日，烦躁1天。

现病史：时令多雨（2008年6月广州地区降水量为常年两倍），患者平素消谷善饥，又逢端午节进食过量。2008年6月5日突发呕吐，继以四肢乏力，言语不清，当地医院诊为胃炎，治疗后四肢乏力加重，并出现嗜睡，二便失禁。6月15日至我科住院，入院后查头颅 CT 和腰穿脑脊液检查确诊为蛛网膜下腔出血。入院症见：精神差，反应迟钝，四肢乏力，语言含糊不清，口干口苦，纳差，大小便失禁，大便溏臭，舌暗淡红，白苔极厚腻如积粉，脉弦滑。中医拟诊湿热秽浊极盛，蒙蔽心神，予菖蒲郁金汤 4 剂（每日 1 剂，以下均相同），兼以谷芽、麦芽、山楂、莱菔子等消导之品，予绝对卧床休息、止血、预防脑血管痉挛等治疗，病情比较稳定，神志渐清，仍纳差、便溏、舌苔极厚腻。因其苔如积粉，又予达原饮 8 剂，舌苔白厚如前，胃纳差，口气极臭秽，大便由溏臭转为便秘。6 月 27 日凌晨病情突变，极度烦躁，口噤舌卷，不能进食，伴随猛烈的偏身投掷动作，挣脱输液针头，损坏监护设备，服用奋乃静和卡马西平等药物无法控制症状。6 月 28 日头颅 CT 确诊为右侧颞顶叶急性脑梗死。6 月 28 日初诊，患者极度烦躁，便秘，纳差，口喷秽气，上半身多汗，已插胃管，四肢均被约束，体形壮实偏胖，舌苔黄白相间，极厚腻如积粉，脉弦滑。

既往史：消渴病史 20 余年，长期皮下注射胰岛素治疗，眩晕病史 4 年，3 年前中风，遗留右侧肢体轻偏瘫，生活可自理。

中医诊断：中风。

西医诊断：蛛网膜下腔出血，继发脑梗死。

辨证：湿热积滞，蕴结肠道，化火成毒，上扰神明。

治法：清心泻火，导滞通下，化湿宁神。

治以黄连解毒汤、枳实导滞汤合菖蒲郁金汤加减。

处方：栀子、连翘、莱菔子各 15g，石菖蒲、郁金、淡竹叶、陈皮、苍术、厚朴、枳实、藿香（后下）、佩兰（后下）各 10g，黄连、甘草各 6g，大黄 5g（后下）。2 剂。并口服安脑片、静滴醒脑静注射液。

6 月 30 日复诊，烦躁稍减，大便未通，纳差，口中臭秽略减，仍上半身多汗，舌脉如前。处方：龙骨（先煎）、牡蛎（先煎）各

30g，黄芩、黄柏、栀子、虎杖各15g，石菖蒲、郁金、大黄（后下）、淡竹叶、陈皮、法半夏、藿香（后下）、佩兰（后下）各10g，黄连8g，灯心草2扎。2剂。

7月2日三诊，知6月30日服药后大便1次，粪便极臭秽，初为水样，后夹杂有块状物，此为食积得下，7月1日又大便1次，为臭秽水样便。烦躁减轻，口臭亦大减，胃纳转佳，舌苔较前变薄，仍为白腻厚苔。可以停用奋乃静和卡马西平。前方去藿香、佩兰，加入谷芽、麦芽各30g，神曲15g。3剂。

7月5日四诊，间断发作烦躁，转侧动作仍多，但不似先前猛烈，每日大便1~2次，粪便为臭秽糊状，极黏腻，口气不臭，胃纳可，舌苔白腻。守方。3剂。

再仿枳实导滞汤方义，以清热、泻下、化湿、消导为法继续治疗，每次稍减清热泻下之苦寒药物，即生烦躁、口臭、便秘诸症，增加清热泻下之品，又可安静、大便通畅，守前法加减治疗共15剂。

7月20日五诊，神清，安静，可坐半小时，由家属搀扶在床旁练习步行，可由口进食糊状食物，纳可，饮水仍有呛咳，由胃管给口服药物，大便臭秽，或干或溏，口干，舌淡暗红，苔略厚，黄白腻，脉滑。仍治以前法，兼以活血、开窍药物，并嘱多加蔬菜碎末喂食。

8月20日随访，患者病情稳定，可以扶行，不需要胃管，由口进食，大便通畅，生活部分自理。

【作者按】湿热一证，首当分辨湿热，治以清热化湿。吴鞠通道："徒清热则湿不退，徒祛湿则热愈炽"，清热、祛湿二法，切不可偏颇。须明辨湿热孰轻孰重，热重者重用清热药，湿重者重用化湿药，重用的程度又当根据湿热偏盛的程度来确定。

6月15日入院后至初诊以前的辨治，可以分为两个阶段：第一阶段使用菖蒲郁金汤加消导法；第二阶段使用了达原饮。菖蒲郁金汤加消导法较好地把握了湿热之间的对比关系，又抓住了神昏和伤食这两个问题，治疗思路是正确的，然而病情严重，所选用的药物较轻，湿热胶着，不能速去，服用之后病情尚属平稳。原本神志不清，反应迟钝，属湿重，后因其苔如积粉，予达原饮之刚猛燥热，服用后不但不能奏效，反而出现极度兴奋烦躁，为湿热化火，伴见便秘等里结化热之象。此为湿热积滞，蕴结肠道，化火成毒，上扰神明，胃肠之积滞不去，湿浊亦不能化也，故虽达原饮之刚猛亦不能去其湿浊。之所以选用达原饮，是因为出现了"积粉苔"这一代表"湿浊极盛"的特殊体征，但同时也有"热"和"积滞"的表现，针对"积粉苔"使用达原饮，未能把握好"湿"和"热"这一基本矛盾，更没有顾及"积滞"，故服用后热势变得极为亢盛，无形之火热、有形之积热、温燥药物之热，合而暴发，导致变证。

由此看来，中医的精髓在于"辨证"，四诊合参，推导病证之实质，"有是证用是药"，才是常规方法。"有是症用是药"则是特殊方法，用于证型特点不够明确、四诊合参结论不确切、而某一"症"又十分突出的情况下，综合考量全盘利弊而后使用，有时可获得意想不到的疗效。至于不重视合参四诊，而是寄希望于通过"有是症用是药"模仿大师们的杰作，结果常常"形似而神不似"。曾见某医诊病，将患者的一系列重要主诉置之不理，而因其诉"有点儿口苦"立即选用小柴胡汤，可谓舍本逐末之举。

枳实导滞汤之精髓，在于"通""导""清""化"四字，运用于本病时加以变通，因其热重而着重于苦寒清热。本案患者年事虽高，然而湿热积滞，蕴结肠道，化火成毒，证非轻浅，故屡投泻火重剂而获效。每次稍减清热泻下之苦寒药物，即生烦躁、口臭、便秘诸症，足以证明其证属火热。

唐宋以前，中风多从"内虚邪中"立论；唐宋之后，在病机方面，出现了百家争鸣的局面，多从"内风"立论，其中刘河间立主"中风偏枯者，由心火暴甚"，孙思邈说："凡中风多由热起。"

现代中医认为中风之病机不外气、血、风、火、痰、瘀六端，其中的火主要指心火和肝火。清热法常与其他治法相结合治疗中风，如天麻钩藤饮之平肝清热、安宫牛黄丸之清心开窍，但以苦寒清热泻火解毒为主治疗中风并不常见。目前《中医内科学》教材中，中风常见证型中无心火暴盛一证。

近代部分医家以清热泻火法为主治疗中风，大致可分为两种情况：一种是认为热毒是中风的本质病机，十分重视火热在中风中的意义；另一种是将清热泻火法专用于中风中的特定情况，例如运用黄连解毒汤治疗中风后高热。

作者将清热泻火法发挥，治疗中风中的谵妄证。谵妄是中风病程中的严重情况，既是病情严重的表现，同时也常常是即将恶化的先兆。特别是在进展性脑梗死中，谵妄之后可有病情进展，病人由兴奋转为抑制、昏迷，这是一个十分棘手的临床问题。镇静剂常很难控制这类谵妄，若镇静剂使用剂量大又常常使血压下降，以致脑灌注血量下降，导致病情进一步恶化。这种情况应使用清热泻火中药为主进行治疗，可获良效，而且很安全。现将经验总结如下：

苦寒直折：《素问·至真要大论》说："诸躁狂越，皆属于火。"因为突出的临床表现为谵妄，兴奋狂躁，其病机必然属火，与狂证之病机相类似。狂证之热有虚实之分，起病有缓急之别；而中风之发病必急骤，中风之谵妄总属心火暴盛，或肝火暴张，或内结肠腑，或鼓动痰热，热扰神明，故躁妄打骂，狂乱无知。治疗当以苦寒泻火、清心凉肝为主，佐以开窍，以黄连解毒汤为代表方，药猛力专，直折其热，热去则谵妄可平。中风谵妄虽总属火热，但可伴随诸多兼夹证，常见者有三：一是邪热已与燥屎相结，当配合泻下之法；二是火热每多耗伤阴血，阴血亏少者又易生火热，治疗时可配伍生地黄、水牛角等清热凉血滋阴之品;三是岭南多湿,火热常不伴阴血耗伤,反而伴有痰湿,成痰热、湿热等证,此时不可滋阴,应苦寒泻火,理气燥湿,可合用温胆汤、王氏连朴饮等,并酌情配合菖蒲郁金汤、枳实导滞汤诸法。

分化湿热:湿热证型常见于岭南地区各种疾病,中风亦不例外。辨治中风谵妄湿热证须明辨湿热之孰轻孰重,予以清热化湿,分解湿热,佐以开窍醒神。湿热之孰轻孰重可以通过辨识口渴、二便、舌象和脉象予以区别,此外,神志异常的特点也是区别湿重还是热重的重要依据之一:昏蒙者属湿重,谵妄者属热盛,若由神识昏蒙转为神昏谵语,腻苔渐化,舌转红绛,乃湿热化燥,热陷心包,当予泻火清心开窍。作者常用菖蒲郁金汤治疗中风谵妄湿热证。石菖蒲一药,能入心、胃二经,既能和胃化湿,又能开窍醒神。菖蒲郁金汤能清化湿热,豁痰开窍,主治湿热酿痰蒙蔽心包之证,方中药物多用鲜、青者,乃取其鲜活灵动之性,以利湿热痰浊之化解。

以泻代清:运用清热泻火解毒法时须注意,本法主治无形邪热,若邪热已与有形实邪相结,如湿邪、燥屎、食滞、痰浊、瘀血,必须祛除实邪才能解除邪热。"六腑以通为用",下法在中医治疗中的运用十分广泛,凉膈散是"以泻代清"的代表方,星蒌承气汤是豁痰攻下治疗中风的代表方剂。须查病情之轻重,予通腑泻下,肠腑一通,全身气机可以顺畅运行。岭南气候多湿,常见湿热积滞互结肠腑之证,辨证要点为"大便溏而不爽,色黄如酱",湿性黏滞,不可速愈,往往要连续攻下,但制剂宜轻,因势利导,即俞根初之"轻法频下",不宜峻剂猛攻。若误投承气大剂峻攻,其行速,徒伤正气而湿热仍然胶结不去。俞根初《通俗伤寒论》认为:暑湿黏腻之伏邪,多与肠中糟粕相搏,蒸作极黏腻臭秽之溏酱便,非通导不能祛其积滞,又非清化不能解其暑湿。代表方剂为枳实导滞汤,功能导滞通下,清热化湿。因湿热夹滞胶着肠腑,故需再三缓下清化,湿热积滞方尽。

安神开窍：前述诸法基础之上，可佐以安神、开窍。重镇安神之品，常以矿石、贝壳类药物，取其质重沉降，镇心安神，常用磁石、龙骨、牡蛎、琥珀、珍珠母、羚羊角骨等；开窍可用苦寒之安宫牛黄丸、甘寒之紫雪丹。安脑片为仿安宫牛黄丸之制剂，价格低；醒脑静注射液主要成分为麝香、冰片、栀子、郁金等，具有醒脑开窍、清热解毒的功效，均可酌情选用。

四、泄泻——脾阳虚衰夹湿

患者曾某，女，73 岁，广州人。2013 年 4 月 17 日初诊。

主诉：腹泻 2 天。

现病史：患者于 2013 年 3 月 26 日在菜市场突发意识丧失、跌倒在地，当时呼之不应，外院查 CT 提示左侧额顶叶大面积脑梗死。4 月 6 日转来我院，入院时嗜睡，表情淡漠，失语，咳嗽，咯白色痰，留置胃管、尿管，大便失禁，双眼向左侧凝视，右侧偏瘫。初予涤痰汤，后改为菖蒲郁金汤。4 月 16 日开始出现腹泻。现症见：腹泻每日 4～5 次，水样便，不臭，胃排空差（从胃管回抽可见残留内容物），无腹痛，无发热；表情淡漠，失语，偏瘫，轻微咳嗽咳痰；舌淡暗，苔黄白腻略厚，脉细滑。

中医诊断：泄泻。

西医诊断：功能性腹泻。

辨证：脾阳虚衰夹湿。

治法：温阳健脾化湿。

附子理中汤合刘氏菖郁汤（广州中医药大学终身教授刘仕昌经验方，主治中风神昏、喉中痰鸣、吞咽不利。）中药处方：制附片5g，干姜、党参、白术、炙甘草、广藿香、佩兰、石菖蒲、郁金、桔梗、化橘红、丹参各 10g。

　　服用4剂后腹泻逐渐好转，大便成形。至4月24日又出现便溏，原方基础之上加诃子、白豆蔻，再4剂治愈。

　　【作者按】患者年高体弱，素体阳气不足，水液运化不及，痰湿蒙窍，发为中风。流窜肢体经络之痰为无形之痰，咳唾之白痰为有形之痰，故以化痰之法治之。大病之后，久卧在床，正气益虚。脾阳不足，温煦、运化无权，聚水成湿，清浊不分，发为泄泻。胃排空差、食入运迟主脾虚，粪水无臭、舌淡为阳虚。本病患者之泄泻，病情较轻，以附子理中汤温阳健脾为主治疗，很快可以好转。藿香、佩兰化湿，石菖蒲、郁金、桔梗、化橘红、丹参为刘氏菖郁汤所含，治疗喉中痰鸣、吞咽不利。4月24日又出现便溏，但腻苔已减，故可加入收涩药物，依法治愈。

　　作者在脑病科病房工作中，发现腹泻是重症中风患者的常见并发症之一。中风患者多为老年，体质虚弱；重病期间，脏腑机能进一步衰退，加以卧床和并发症的影响，脾胃功能更受损伤，素体脾虚者尤其明显；由胃管进食，食物未经口的咀嚼和温暖；鼻饲营养素多根据国际通用的配方，与国人平素食物配方有较大差别；安宫牛黄丸等寒性中成药在临床广泛运用；各种西药（特别是抗生素）亦影响消化功能。泄泻虽有寒热虚实之分，但由于前述因素，重症中风合并泄泻者，多以脾之阳气虚衰为主要病机，轻则为脾气虚，重则为脾阳虚。从西医角度来看，此类腹泻多属于功能性腹泻，其中部分患者治疗不易，中医辨证施治能获较好疗效。虽以脾阳虚为主，但临证所见，多有兼夹，宜随证治之。

　　食物的消化、吸收、转输，是由脾、胃、肝、胆、大肠、小肠等多个脏腑共同参与的复杂生理活动，其中脾起主导作用。脾为太阴湿土，功能以脾之阳气为主，故脾的运化功能障碍，主要是由于脾的阳气虚损，失于升清，运化无权所致，可概分为脾气虚和脾阳虚两类。脾气虚者病情轻，脾阳虚者病情较重。脾阳虚之辨证要点为形寒肢冷、脘腹冷痛、饮食喜热、泄泻清谷，但重症中风之患者，多有神志或语言障碍，无法问及患者之感受，粪便清稀、完谷不化、日夜无度则是重要的辨证依据。

一般可用温阳健脾法来治疗，附子理中汤是主方，理中汤治中焦，火衰土溃，用附子以壮元阳。或合并阴液损伤者，须结合敛阴，常用酸味药物，《寓意草·面议少司马李萍槎先生误治宜用急疗之法》治疗下痢兼阴伤："山茱萸以收肝气之散，五味子以收肾气之散，宣木瓜以收胃气之散，白芍药以收脾气及脏气之散。"若泄泻日久，失于固摄，即《临证指南医案·泄泻》所谓"滑泄之久下不能禁固"，当结合涩肠之法，如《伤寒论》第159条："利不止，医以理中与之，利益甚。理中者，理中焦，此利在下焦，赤石脂禹余粮汤主之。"我院药房并无赤石脂和禹余粮，当用肉豆蔻、柯子、石榴壳、五味子、五倍子之属，必要时罂粟壳亦可加入；或夹有少许湿热实邪者，又当并用祛邪诸法。

五、泄泻——气阴两虚，脾失固摄

患者沈某，女，76岁，广州人。2013年5月5日初诊。

主诉：腹泻4天。

现病史：2013年4月11日凌晨1时起床小便时，觉左侧肢体乏力并跌倒，言语不清，清晨7时入院。入院时嗜睡，烦躁，语音欠清，尿潴留，双眼球向右侧凝视，左侧肢体偏瘫，CT示右侧额、颞、顶叶多发脑梗死。初治以半夏白术天麻汤，后因其黄苔极为厚腻，予王氏连朴饮，治疗后舌苔仍黄厚腻，加以烦躁、大便不通，再予大黄黄连泻心汤，治疗后大便得通。4月19日因泌尿系感染、高热寒战开始使用头孢曲松钠静滴。4月22日发现满舌厚苔褪去，舌淡红，苔少而干，投以知柏地黄汤，4月25日舌光淡红无苔，大便仍硬，遂治以生脉散益气养阴，5月1日开始出现腹泻，质稀烂。既往史：风湿性心脏病史40余年，有心源性晕厥和心力衰竭病史。现症见：神清，夜晚烦躁，左侧偏瘫，尿管通畅，因精神症状未能留置胃管，纳差，每逢翻身即发现肛周有稀烂便，不可以次计。舌光淡红无苔，脉弱结代。

中医诊断：泄泻。

西医诊断：功能性腹泻。

辨证：气阴两虚，脾失固摄。

治法：益气养阴，健脾固摄。

中药处方：酸枣仁30g，党参、五指毛桃、谷芽各20g，麦冬、五味子、白术、龙齿各15g，扁豆花、木瓜、白芍、莲子、丹参、肉豆蔻、炙甘草各10g。7剂后腹泻逐渐好转，大便成形。

【作者按】患者自年轻时即因心脏病四处求医，常年多病，年事既高，身体虚弱。然而入院后却主要表现为热证、实证，始终情绪烦躁，所谓"本虚标实"。初为黄厚腻苔，治疗后全部褪去，类似"除中"。舌光无苔是阴伤之明证，舌淡红、脉弱结代是脏腑气血阴阳俱损的表现，脾气虚弱、不得运化固摄，故大便滑泄。

薛生白之《湿热病篇》为首部湿热病专著，其中瘥后调理诸方颇有临床指导价值。"薛氏参麦汤"方名为后人所冠，原著第28条言："开泄下夺，恶候皆平，正亦大伤。故见症多气虚之象。理合清补元气""宜人参、麦冬、石斛、木瓜、生甘草、生谷芽、鲜莲子等味。"既然是湿热证后期，恐余湿未清，虽气阴两虚，却不可投以峻补滋腻之品，而宜"清补"。虽然患者泄泻，化湿理脾之品却也不可过于温燥。

党参、麦冬、五味子的含义是"一补、一清、一敛"，合为"清补"之剂，益气养阴为主，加入五指毛桃、白术、白芍益气运脾敛阴。木瓜酸温，能化湿和胃消食；谷芽甘平，消食和中、健脾开胃（南方以大米为主食者，谷芽为佳；北方以面为主食者，麦芽为佳）；莲子甘涩平，补脾止泻、养心安神，尤其适合本病患者；扁豆花健脾化湿，其气轻，不伤阴，虽非薛氏参麦汤所用，但亦符合其旨。在此基础之上，一则加入收敛固涩之品，二则患者始终烦躁，佐以酸枣仁、龙齿养心镇潜。

◰ 六、泄泻——脾阳虚衰，气液两亏

患者刘某，女，74 岁，广州人。2013 年 2 月 23 日初诊。

主诉：腹泻 12 天。

现病史：2013 年 1 月 20 日晨 8 时，患者散步时突然意识丧失，倒地，约 10 分钟后苏醒，言语不清，右侧肢体偏瘫，即入我科住院，当日中午因意识水平下降和呼吸衰竭转入 ICU，CT 示左侧桥脑梗死，先后使用特治星、舒普深抗感染，使用鼻空肠管进食、同时使用胃管减压。2 月 4 日转回我科，2 月 5 日痰培养提示多重耐药耐碳青霉烯类鲍曼不动杆菌，胸片示风湿性心脏病并双肺感染，经全院会诊使用泰能、舒普深、米诺环素联合抗菌。2 月 11 日开始出现腹泻。既往史：风湿性心脏病、二尖瓣狭窄并关闭不全、心房纤颤 6 年。现症见：嗜睡，有时较烦躁，右侧偏瘫，失语，痰清稀，难咳出，留置胃管通畅，留置空肠营养管通畅，大便滑泻，日夜无度，不可以次计，泻下黄色粪水，时有白色黏冻，亦有完谷不化之食物，夜间汗出较多，口干，畏热，舌质淡红，前部少苔，中根部白厚腻，脉细、结代。

中医诊断：泄泻。

西医诊断：功能性腹泻。

辨证：脾阳虚衰，气液两亏。

治法：温阳补脾，益气敛液。

中药处方：黄芪30g，醋龟甲20g，熟党参、酒萸肉、白术、白芍各15g，附片、肉豆蔻、诃子、木香、干姜各10g，甘草6g，当归5g，肉桂3g。

4剂后大便次数逐渐减少，原方又加乌梅10g酸敛涩肠、养阴生津，又7剂，大便偏烂，每日1～2次。

【作者按】脾阳不足，运化无权，固摄力弱，故大肠气化不利，肛门开合失司，大便滑泄无度。完谷不化、日夜无度是脾阳虚衰、不得运化固摄的特征。但该患者的病机显得更加复杂，盗汗、口干、畏热、舌前少苔说明伴有阴液损伤，大便中有白色黏冻说明肠中气机壅滞。重疾之后，接受了多种医学措施，特别是多种抗生素的联合治疗，使得整体机能状态有别于平日。阴阳气血俱伤，病情比较严重，虽以泄泻为突出表现，但辨证施治时须把握其整体机能虚弱、阴阳俱虚之根本病机。望闻问切之所得错综复杂，其中关键仍在于脾阳虚衰。故在附子理中汤的基础之上，加黄芪、肉桂扶助阳气，加龟甲、萸肉、白芍、当归培育收敛阴液，加木香调理肠中气机，白芍、当归又能调理肠中之血，再加肉豆蔻、诃子涩肠。本案治在真阴真阳，有别于"病案五"之脾胃气阴损伤。

白芍味苦酸、性微寒，能养血敛阴，《珍珠囊》谓其能"止泻痢"，《本草备要》言其能"益脾"。山萸肉性酸微温，既能补益肝肾，又能收敛固涩。阳虚泄泻伴有阴液虚损见证者，多不可予以增液汤之属，恐过于阴润、运化不及。可用白芍、山萸肉之酸敛，故本病案治法中言明"敛液"，而非"滋阴"。龟甲味甘咸、性寒，滋阴潜阳，《本草纲目》谓其"益大肠，止久痢久泄"，《本草通玄》云"大凡滋阴降火之药，多是寒凉损胃，唯龟甲益大肠，止泄泻，使人进食"，故加入龟甲之咸寒益阴潜摄。

在中风的病程中，各种并发症都是棘手的问题。时常遇到这样的情况：患者已经安全度过了急性期的脑水肿、颅内高压等危急状况，却并发了肺感染，在使用抗生素治疗的过程中，又继发肠道菌群失调和难治性腹泻。对于这种情况，西医缺乏有效的治疗方法，如果得不到缓解，严重者会逐渐衰竭，甚至死亡。病案四、五、六，均为在中风病程中并发泄泻的病案。如病案四的按语中所述，该类病症，常以脾阳虚衰为主。但在临床实践中，每个病案又各具特点，所以在治疗时，除了温阳健脾的主要方法，又当兼用化湿、敛阴、收涩、益气、温肾、升提诸法。

附：今方五十八首

一、彭胜权教授经验方

（一）咳嗽方

1. 辛微温四味（治咳基本方一）：紫菀 10g、白前 10g、百部 10g、款冬花 10g。

2. 辛微寒四味（治咳基本方二）：芒果核 30g、海浮石 30g、海蛤壳 15g、北杏仁 10g。

3. 痰湿四味：法半夏 10g、茯苓 20g、甘草 6g、陈皮 5g（二陈汤）。

4. 痰热四味：黄芩 15g、鱼腥草 15g、浙贝母 10g、瓜蒌皮 15g。

5. 解毒利咽四味：木蝴蝶 10g、咸竹蜂 3g、岗梅根 15～30g、桔梗 10g。

6. 甘寒利咽四味：玄参 15g、麦冬 10g、桔梗 10g、甘草 6g。

7. 润燥四味：桑叶 10g、沙参 15g、麦冬 10g、玉竹 30g。

8. 抗过敏五味（祝谌予先生过敏煎加味）：银柴胡 10g、防风 10g、五味子 10g、乌梅 5～10g、徐长卿 10g。

9. 升降散（《伤寒温疫条辨》）：僵蚕 10g、蝉蜕 5g、姜黄 10g、大黄 5g。

10. 肺寒方：干姜 10g、细辛 3g、五味子 10g、桂枝 10g＋三拗汤

（《太平惠民和剂局方》）（蜜炙麻黄10g、北杏仁10g、甘草6g）。

【作者按】 彭师处方喜用四味，药物精简则方义明确，取"君臣佐使"之意。处方中以"四味"针对主证，确立主攻方向，再伍以它药。彭师自己总结的常用药笔记本，多为3~6味，其中4味者居多，古方如麻黄汤、桂枝汤、痛泻要方、黄连解毒汤、苍耳子散、四神丸、止痉散、升降散、导赤散之类。彭师临证所开方药，一般不超过十二味，其中含有一组或两组四味方，再根据临证加减。一般情况下，"辛微温四味"和"辛微寒四味"是治咳基本方，可在此基础之上，随证加入其他治咳诸方。

（二）肝炎方

1. 柴贯汤（肝炎基本方）：柴胡10g、白芍15g、贯仲15g、蚤休10g、桃仁10g、泽兰10g。

【作者按】 彭师认为治疗慢性乙型肝炎应该坚持疏肝、解毒、活血三原则，根据此三原则组成柴贯汤，共6味药。疏肝是针对肝的疏泄功能而设，柴胡苦微寒，疏肝解郁，白芍苦辛微寒养血和营，缓急止痛，敛肝平肝；解毒乃针对病因（乙肝病毒）而立，贯仲苦微寒，清热解毒凉血，重楼苦微寒，清热解毒，治湿热疫毒，此二味均为微寒之品，解毒而不伤正；活血是针对本病病理产物瘀血而设，桃仁苦平，活血祛瘀，治肝硬化，泽兰苦辛微温，活血化瘀，行水消肿，解毒止痛。

2. 湿热中阻方：柴贯汤选加苦参15g、败酱草20g、溪黄草30g、白花蛇舌草20g、土茯苓20g、虎杖15g。

3. 肝郁脾虚方：柴贯汤选加北芪30g、太子参15g、茯苓20g、白术10g、枳实10g、枳壳10g。

4. 肝肾阴虚：柴贯汤选加生地黄20g、女贞子15g、枸杞子15g、桑椹子15g、阿胶（烊化）15g、龟板30g（先煎）、鳖甲30g

（先煎）。

5. 瘀血阻络方：柴贯汤选加川红花 5～10g、怀牛膝 10g、炮山甲 10g（先煎）、䗪虫 5g，大黄 10g、姜黄 10g、牡蛎 30g（先煎）、路路通 30g、王不留行 15g、丝瓜络 15g。

（三）肝炎体质分型方

1. 湿热质方：柴贯汤加川朴花 10g、扁豆花 10g、生薏仁 30g。
2. 气阴两虚质方：柴贯汤加太子参 15g、五味子 10g、麦冬 10g、沙参 15g。
3. 脾气虚质方：柴贯汤加北芪 30g、太子参 15g、茯苓 20g、甘草 6g。

【作者按】多有西医诊断为慢性乙型肝炎，而患者并无临床症状，中医证型也不典型，可按上述三种常见体质进行辨证。

4. 降转氨酶方：酌加苦参 15g、败酱草 20g、溪黄草 30g、白花蛇舌草 15g、虎杖 15g、茵陈 20g、垂盆草 15g、五味子 10g。

【作者按】肝功能检查 ALT（谷丙转氨酶）、AST（谷草转氨酶）、GGT（谷氨酰转肽酶），乙肝病毒 PCR 定量均明显高于正常范围 1～2 倍以上者，多为湿热的微观征象，可使用本方。本方较苦寒，应考虑患者的脾胃功能，不可长期使用。

（四）肝硬化基本方

1. 肝郁气滞方：四逆散（柴胡 10g、白芍 15g、枳实 10g、甘草 6g）、川楝子 10g、郁金 10g、桃仁 10g、泽兰 10g、丹参 15g、虎杖 15g。

2. 肝郁脾虚方：逍遥散（柴胡 10g、白芍 15g、当归 10g、茯苓 20g、白术 10g、薄荷 10g、甘草 6g）、佛手 10g、枳壳 10g、香附 15g、法半夏 10g、川朴花 10g、扁豆花 10g、鸡内金 15g、徐长卿 10g、田七片 10g（或田七末 5g 冲服）。

【作者按】 彭师使用当归时注重参考患者的生活地域，广东地区患者多不能耐受当归，而来自北方的患者常可耐受。

3. 肝胃不和方：柴胡疏肝散（柴胡 10g、白芍 15g、枳壳 10g、川芎 10g、香附 15g、陈皮 5g、甘草 6g）、乌贝散（浙贝母 10g、淡鱼古 15g）、救必应 15g、蒲公英 10g、田七片 10g（或田七末 5g 冲服）、法半夏 10g、茯苓 15g、茜根 10g。

4. 脾虚湿困方：茵陈蒿汤（茵陈蒿 30g、栀子 10g、大黄 10g）、胃苓汤（厚朴 10g、陈皮 5g、苍术 10g、甘草 6g、白术 10g、泽泻 15g、茯苓 20g、猪苓 10g、桂枝 10g）、苦参 15g、败酱草 20g、溪黄草 30g、白花蛇舌草 20g、桃仁 10g、泽兰 10g。

5. 肝肾阴虚方：女贞子 15g、旱莲草 15g、楮实子 15g、桑椹子 15g、川红花 10g、桃仁 10g、泽兰 10g、丹参 15g。

【作者按】 上述 5 方为治疗肝硬化的 5 首基本方剂，分别治疗 5 种常见证型。岭南地区气候炎热，彭师使用逍遥散时常减去当归。

（五）肝硬化软坚散结方

1. 晚期软坚散结方：在前述辨证使用的 5 首基本方剂之上，选加龟板 30g（先煎）、炙鳖甲 30g（先煎）、蟅虫 5g、牡蛎 30g（先煎）、炮山甲 10g（先煎）、三棱 10g、莪术 10g。

2. 代偿期肝脾肿大方：在前述辨证使用的 5 首基本方剂之上，选加鳖甲 30g（先煎）、牡蛎 30g（先煎）、炮山甲 10g（先煎）、蟅虫 5g。

（六）肝硬化腹水方

1. 肝硬化腹水通用方：桑白皮 15g、大腹皮 15g、冬瓜皮 30g、泽泻 15g、炒车前子 10g、川木瓜 10g、北芪 30g、党参 15g、茯苓

20g、白术 10g、熟附子 10g（先煎）、干姜 10g。

【作者按】彭师诊治难治性腹水病例甚多。肝硬化腹水病因病机最为复杂，特点是本虚标实：既有气滞、血瘀、癥结、湿邪络阻、水停等邪盛的一面，又有伤脾耗气、伐肝劫阴、损肾伤阳等正衰的另一面。两者互为因果，交错为患，肝、脾、肾功能失调，气、血、水瘀阻腹中。治疗宜权衡利弊，相互兼顾。攻补只是各有侧重而已。一般可用通用方，此方为彭师家传，有益气利水，护阴助阳之功，可常规使用。

2. 腹水验方 1：北芪 200g、糯米 100g（布包），煮水 1500mL 当茶饮。

3. 腹水验方 2：取新鲜田螺肉 30g 捣烂，掺入麝香 0.2g，外敷腹部。

【作者按】在某年中秋节前夕，彭师曾使用北芪糯米方治疗广州市一位高校领导的肝癌腹水，获得较好疗效。又曾经使用田螺麝香方外敷治疗一位本院家属的卵巢癌腹水，腹大胀急，多种中西医疗法无效，极度痛苦，也获得了较好的疗效。彭师认为，许多民间流传的腹水单方，确有一定疗效，可以试用于腹水久治不消者，甚至对于恶性肿瘤的难治性腹水，亦可能获得暂时疗效。但必须指出，其中仅部分病例可以获效。

（七）高血脂方

1. 高血脂通治方 1：柴胡 10g、白芍 15g、枳实 10g、山楂 15g、荷叶 20g、泽泻 15g、决明子 15g、制首乌 30g、黄精 15g。

2. 高血脂通治方 2：枸杞 15g、女贞子 15g、肉苁蓉 15g、僵蚕 10g、姜黄 10g、明矾 5～10g、山楂 15g、田七片 10g（或田七末 5g 冲服）、陈皮 5g、甘草 6g。

【作者按】彭师认为，高脂血症是现代病名，其主要病机是胃失和降，生痰、生湿、生瘀、生积滞，甚至进一步损及脏腑，导致脾、肝、肾虚损。常见阴虚阳亢、脾虚痰湿、气虚血瘀3个证型。通治方用治无症状性高脂血症、无证可辨者，方1用于轻症，方2用于重症。经现代药理研究，证明决明子15g、山楂15g、青黛6g（包煎）、荷叶20g、山楂15g、明矾5～10g等药物具有较好的降脂作用，可以辨证选用。明矾酸、寒，能清热消痰，对胃有刺激，脾虚者用量宜小。

（八）酒精性肝病方

酒精性肝病二味：在辨治基础上加葛花15g（可以葛根30g代），枳椇子15g。

【作者按】 葛花，甘，凉，解酒醒脾，治伤酒发热烦渴，不思饮食，呕逆吐酸，吐血，肠风下血；枳椇子，甘，酸，平，治酒醉，烦热，口渴，呕吐，二便不利。葛花和枳椇子是中医学中最具有代表性的解酒药物，不仅古代方书有较多记载，还有现代研究的报道。

（九）补肾方

1. 补肾阳四味：补骨脂15g、巴戟天15g、仙茅10g、仙灵脾10g。

2. 补肾阴四味：生地黄20g、女贞子15g、楮实子15g、桑椹子15g。

【作者按】 补肾阳四味与补肾阴四味两方是彭师的个人用药经验，彭师认为其疗效优于金匮肾气丸、六味地黄丸等传统方剂。另：楮实子，甘，寒，补肾清肝、明目、利尿。

3. 肾虚腰痛方：续断10g、杜仲10g、桑寄生30g、狗脊10g。

【作者按】 此方与寿胎丸仅相差一味药。彭师当年下乡时，曾遇许多下田耕作的农民患有腰痛，此方疗效甚佳。

4. 补肾化石方：桑寄生30g、续断10g、杜仲10g、狗脊10g、海浮石30g、穿破石30g、路路通30g、王不留行15g。

【作者按】此方始于彭师诊治一位来自安徽的肾结石患者，该患者遍访全国各地中医，自言所服金钱草可以装满卡车，来诊时仅感觉轻度腰酸腰痛，无血尿等其他症状，彭师自创此方治之，获良效。彭师认为，金钱草、海金沙、鸡内金等主要用于治疗石淋，即泌尿系结石伴有尿频、尿急、尿痛者，有利尿通淋之功。但是对于B超发现泌尿系结石而无临床症状者，中医对其看法不同于石淋，可从脾肾亏虚来论治。特别是长期使用通淋中药而损伤肾气者、伴有腰酸者、儿童发育不良伴有遗尿者（可合用缩泉丸），常有较好的疗效。海浮石咸寒，可软坚散结化石，《仁斋直指方》言其可治砂淋小便涩痛。

从彭师的临证诊疗经验中，可以发现他不但注重"中西结合"，更注重"保持独立的中医思维"。"补肾化石方"的经验说明西医的"泌尿系结石"不能等同于中医的"石淋"，这些患者常常缺乏小便淋漓涩痛等"淋证"的临床表现，不能简单对应使用金钱草等"排石"的药物，而应该辨证论治。

另一个病例也能很好地说明彭师在临证时如何保持"独立中医思维"：一位18岁的患者，已经患有血尿10年，久治无效。身形矮小，面黄畏寒，舌淡脉沉。前医总脱不开类似西医"消炎"的思路，以阴虚证或湿热证治之罔效。彭师辨证为"肾阳虚"，使用桂附地黄汤加地骨皮、淡豆豉、茜草根、白茅根治之，获得良效。该位患者自此立志学习中医，通过努力，最终考入我校针灸专业，传为一段佳话。

（十）急性肾炎方

四草急肾方：白花蛇舌草20g、珍珠草15g、车前草30g、旱莲草 15g。

【作者按】用以治疗小儿急性肾炎，解毒通利为主，兼有补益。

（十一）失眠方

加味酸枣仁汤：酸枣仁 15g、川芎 10g、茯神 20g、知母 20g、柏子仁 15g、远志 10g、甘草 6g，心火偏盛者加连翘 15g、栀子 15g。

【作者按】此方治疗失眠以肝血虚为主者，比酸枣仁汤药味增多，疗效更佳。

（十二）头痛方

头痛四味：天麻 10g、羌活 10g、川芎 15g、白芷 10g。

【作者按】此方主要治疗巅顶头痛，祛风为主。

（十三）口腔溃疡方

治口腔溃疡二味：细辛 3g、怀牛膝 10g。

（十四）青春痘方

治青春痘六味：肉苁蓉 15g、鱼腥草 15g、蒲公英 10g、生薏苡仁 30g、牡丹皮 15g、秦艽 15g。

【作者按】此方治疗青春痘属肺火盛者。肉苁蓉温补肾阳通便，不腻不燥；鱼腥草清肺热，肺主皮毛；蒲公英清热解毒；生薏苡仁消痈排脓；牡丹皮清热凉血，活血化瘀；秦艽通络通便。

（十五）外洗方

阴囊湿冷瘙痒外洗方：地骨皮 30g、吴茱萸 15g、苦参 15g、蛇床子 15g。连洗 3~5 天。

☑ 二、刘仕昌教授经验方

1. 胃脘痛基础方：柴胡 10g、白芍 10g、郁金 15g、黄芩 10g、党参 15g。

【原按】胃脘痛均以此方理气和胃为主。肝郁明显者加延胡索、乌药、川楝子、素馨花；中焦湿热者加黄连、藿香、茵陈；气虚明显者加白术、黄芪；瘀血阻络者加田七、丹参；慢性胃脘痛均有瘀血之病机，可加三七末（冲服）3g；泛酸、胃烧灼感明显者加海螵蛸、浙贝母、白芨；纳差者加麦芽、山楂；口干者加乌梅；大便干者加火麻仁。

2. 头痛基础方：苍耳子 10g、菊花 15g、白蒺藜 15g。

【原按】刘老善用风药治疗头痛，此 3 味轻清辛散，疏散内外风邪。外感风寒者加防风、白芷、秦艽；外感风热者加防风、连翘、黄芩、青蒿；夹湿者加藿香、滑石、薏苡仁；肝阳上亢者加钩藤、决明子、白芍、天麻、怀牛膝；肝肾阴亏者加生地、枸杞子；气血亏虚体弱者加太子参、党参、黄芪、当归；夹瘀者加丹参、全蝎、水蛭；夹痰者加竹茹、半夏、胆南星。

3. 蒿芩薏苡汤：青蒿 6~10g、黄芩 12g、藿香 10g、薏苡仁 20~30g、甘草 3~6g。

【原按】刘老认为岭南有其独特的气候、地理环境、体质类型及饮食习惯，岭南温病具有与其他地区温病不同的特点。治疗必须因时、因地、因人制宜，拟此方治疗暑湿郁阻少阳、留恋气分之证。此方与蒿芩清胆汤相似，但较之更为轻清灵动。青蒿为君，味辛苦，性寒，气味清芳；其性平和，苦不伤阴，寒不碍湿，气芳香而化浊，质轻清而透邪。芳香药物而具苦寒之性者唯此而已。

4. 痹证基础方：秦艽 15g、威灵仙 12g、独活 12g、茯苓 25g、薏苡仁 30g、防风 12g、木瓜 12g、牛膝 12g。

【原按】此方祛风除湿，治疗痹证。方中秦艽、威灵仙、独活为主药，祛风湿、舒筋络、止痹痛。其中秦艽质润不燥，善走四肢，是刘老治痹必用之品；威灵仙善行上肢、经络之表，独活善行下肢而通络止痛。茯苓、薏苡仁性味甘淡，两药为伍，利水渗湿，驱除流注关节、肌肉之痰湿，以除肿胀痹痛。防风解表祛风，除湿止痛；木瓜舒经活络；牛膝强筋骨、利关节、活血通络。偏于寒者加羌活 10g、桂枝 9g、蚕砂 12g、姜黄 12g；偏于热者加知母 15g、老桑枝 15g、银花藤 30g、石膏 18g；兼气血不足者加黄芪 30g、鸡血藤 30g、当归 12g、川芎 10g；疼痛较甚者加海桐皮 30g、豨莶草 15g、宽筋藤 18g、络石藤 18g、海风藤 18g；经久不愈，形成尪痹者，必借"虫蚁搜剔"经隧，方可止痛奏效，可在方中加入乌梢蛇 15g、穿山甲 12g、蜈蚣 9g、地龙 18g。

5. 慢性肠炎方：党参 18g、黄芪 15g、白术 10g、茯苓 20g、黄芩 12g、黄连 9g、苦参 10g、秦皮 10g、地榆 12g、槐花 12g、白花蛇舌草 15g、枳壳 10g。

【原按】党参、黄芪、白术、茯苓健脾益气，司运化而助化湿，升提脾气而除胀止泻；黄芩、黄连、苦参、秦皮燥湿化湿而止泻，清热解毒而止痛；地榆、槐花入大肠经，既能清利大肠湿热，又为方中引经药；白花蛇舌草解毒利湿；枳壳行气宽中，消胀除满，也助化湿。脾虚寒湿者去黄芩、黄连、白花蛇舌草、苦参，加煨生姜 10g、吴茱萸 12g、砂仁 9g（后下）、陈皮 9g。还可配合使用中药保留灌肠经验方：白花蛇舌草 30g、苦参 30g、火炭母 30g、青皮 20g，浓煎取汁 100~150mL，待温（37~38℃）保留灌肠，每日 1 次。

6. 冠心病基础方：三七、党参、佛手、麦冬、五味子、柏子仁、酸枣仁、丹参、郁金、甘草（原著无药物剂量）。

【原按】刘老治疗冠心病，以相对不变之配方而应变错综复杂之证情。其基础方中三七、丹参、郁金具有活血化瘀、宣通心脉作用；佛手、郁金疏通气机，促进血脉运行；党参、五味子、麦冬健脾益气，养阴宁心；柏子仁、酸枣仁宁心安神；甘草养心健脾，调和诸药。兼胃火炽盛者加天花粉、知母；兼痰热者加浙贝母、瓜蒌皮；大便秘结者加大黄、火麻仁；兼脾虚者加白术、茯苓；虚象明显者加黄芪、杜仲、桑寄生；阴虚火旺者加莲子心、生地黄；心脉瘀阻者加赤芍、红花。

【作者按】 此方轻灵平和，可作为冠心病治疗的基本方，加减治疗各种证型冠心病，也适合治疗西医诊断为冠心病但无明显症状、体征者。其方意大致可概括为活血行气，益气养阴，宁心安神。刘老此方让我联想到祝谌予先生之降糖方，祝先生认为消渴一病，以气阴两虚、瘀血内阻型最为常见，降糖方共6味药（黄芪30g、生地30g、丹参30g、元参30g、苍术15g、葛根15g），功效益气养阴活血。冠心病、糖尿病都是当代老年人的常见疾病，气阴两虚、瘀血内阻在这个人群中普遍存在，是现代生活方式下中老年人的常见体质类型。年过半百，肾气自衰，虚证居多；从西医角度来看，糖尿病多有微循环障碍、红细胞刚性指数增大、动脉硬化，而冠心病以冠状动脉的粥样硬化、狭窄、阻塞为病变基础，均与中医之血瘀病机相似。可能由于这些原因，导致祝氏降糖方和刘氏冠心病基础方有相似之处。

7. 刘氏肝硬化方：天花粉、威灵仙、生牡蛎、太子参、丹参、柴胡、鳖甲、白芍、枳壳、山药、黄精、甘草（原著无药物剂量）。

【原按】 肝硬化的病机特点是虚实夹杂，治疗时注意培本扶正，攻不伤正，补不留邪，攻伐之药不宜过度，当"衰其大半而止"。此方体现了这种攻补兼施的思想。腹大坚满者加大腹皮、茯苓皮、车前子。

【作者按】 威灵仙和天花粉是本方中重要的药物，也是反映刘老经验特色的药物。虽然二药分别属于祛风湿药和清热生津药，常用功效并非与治疗肝硬化有关，但确实能查到相关记载：《本草正义》："威灵仙，以走窜消克为能事，积湿停痰，血凝气滞，诸实宜之。"《日华子本草》谓天花粉："通小肠，排脓，消肿毒，生肌长肉，消扑损瘀血。"《医学发明》复元活血汤治疗跌打损伤、瘀血留于胁下、痛不可忍，也使用天花粉以助消瘀散结。

此方中还含有四逆散、散结祛瘀药和补益药，其用意均不难理解。

山药和黄精是药对，它们的药性很相似，都属于比较平和的补益药物。如果查《中药学》，会发现它们的性味、归经、功效几乎完全一样，均是甘、平，归脾、肺、肾经，益气养阴，补脾肺肾。所以《中药学》考试会考二者的差别：黄精更加濡润，滋肾之力强于山药；而山药长于健脾，并兼有涩性，能止泻，能涩精。

8. 健脑丸：红参须9g、黄芪12g、龟板12g、益智仁12g、石菖蒲12g、知母12g、麦冬12g、五味子10g、甘松10g、当归8g、远志6g。

【原按】补气养血填精、宁心健脑安神，治疗神经衰弱之心脾不足、精血衰弱者。

【作者按】刘老经验方1~8均来自刘老弟子们的早期文献报道，由作者筛选而得，"原按"为原作者的心得体会。

9. 刘氏菖蒲郁金汤：石菖蒲10g、郁金10g、天竺黄10g、竹茹10g、橘红10g、黄芩10g、苏梗10g、枳壳10g、桔梗10g、丹参15g、川贝5g、红花5g、甘草5g。

【作者按】此为刘老查房所开处方，由吴宣富教授首先总结使用。功效是化痰开窍、活血利咽。治疗中风之吞咽不利、喉中痰鸣（延髓麻痹）。虽为治疗中风而设，也颇具岭南温病学派轻清灵巧的用药特点。菖蒲郁金汤出自《温病全书》，治疗气分湿热留恋不解、酿蒸痰浊蒙蔽心包之证，方中药物多用鲜、青者，乃取其鲜活灵动之性，以利湿热痰浊之化解。石菖蒲一药，入心、胃二经，入胃可化湿和中，入心则开窍醒神，故适合治疗中焦脾胃湿热酿痰、蒙蔽心包之证，也适合治疗中风之吞咽不利、喉中痰鸣。我校邻近的白云山风景区内有"蒲谷"，即因山谷中生长菖蒲而得名。刘老仿菖蒲郁金汤的用药特点，加入活血、利咽之品，成为此方。

10. 刘氏加减复脉汤：生地黄15g、白芍15g、麦冬15g、黄芪15g、五味子5g、酸枣仁15g、柏子仁15g、炙甘草5g、丹参15g、郁金10g。

【作者按】此方滋阴养血、益气安神。治疗心律失常之阴血亏少、气虚血瘀、心神失养证。作者曾经有过非常劳碌的一个时期，当时出现了频发室早三联律，刘老为我开具此方，至今还保留着这张手写处方。炙甘草汤是治疗"心动悸，脉结代"的主方，又名"复脉汤"，功能益气滋阴，通阳复脉，也就是说，既能养阴血，又能补阳气。吴鞠通"除去参桂与姜枣，加入白芍治阴伤"，化裁为加减复脉汤，滋阴养血复脉，治疗温病后期肝肾阴伤，可以治疗阴虚心悸。在此基础之上，还有一甲复脉汤、二甲复脉汤、三甲复脉汤。刘氏加减复脉汤以吴鞠通加减复脉汤为基础，减去阿胶、火麻仁，加入黄芪益气，加丹参、郁金活血行气，加入酸枣仁、柏子仁、五味子养心安神，尤其是脑力劳动者，刘老常加入此类养心安神之品。刘老此方，药势较缓，药性较轻灵，认真对比，可以从中体会内伤病心悸和外感病心悸治疗上的不同。我院心内科有位教授擅用炙甘草汤，喜欢加入丹参30g、苦参30g。丹参活血养血，"一味丹参饮，功同四物汤"，针对冠脉瘀阻而设；苦参乃是根据现代药理研究，认为其有较好的抗心律失常作用，文献报道，有人单用苦参煎汤内服，即可抗心律失常。各种经验，都是对炙甘草汤的发挥，可兹参考。

三、林培政教授经验方

肺热咳嗽方：黄芩 10g、桑叶 10g、杏仁 10g、岗梅根 20g、紫菀 10g、前胡 10g、浙贝母 10g、枳壳 10g 或枳实 10g（大便烂者用枳壳，大便硬者用枳实）、桔梗 10g、甘草 6g。

【作者按】林师此方为师承刘老、并结合自己临床经验所得。功效清宣肺热、理气止咳。主治外感咳嗽之痰热蕴肺证，症见咳嗽、咳痰黄稠、咽痛咽痒、发热、口干口渴、舌红、苔黄腻、脉滑数。

黄芩苦寒入肺，主治诸热，为肺热咳喘之要药。明李时珍自己曾患肺热咳嗽，用单味黄芩治愈。在《本草纲目·卷十三引李杲方》中，李时珍云："予年二十时，因感冒咳嗽既久，且犯戒，遂病骨蒸发热，肤如火燎，每日吐痰碗许，暑月烦渴，寝食几废，六脉浮洪……皆以为必死矣……宜一味黄芩汤，以泻肺经气分之火。遂按方用片芩一两，水二钟，煎一钟，顿服。次日身热尽退，而痰嗽皆愈。"桑叶味甘苦、性寒，质轻疏散，清肺润燥；杏仁味苦、性微温，降气止咳平喘，为治咳喘之要药。此 3 味为必用之药。岗梅根为岭南地方药材，广东的王老吉等传统凉茶中含有岗梅根。岗梅根性寒味苦，清热生津，解毒利咽，作用比较缓和，其苦寒之性弱于板蓝根。咽喉为肺之门户，外邪犯肺，多有咽痛、咽痒，以岗梅根配桔梗甘草汤以治之。紫菀温润止咳，浙贝母化痰，前胡、枳壳（或枳实）调畅肺之气机，共成此方，临证使用，多有效验。

四、钟嘉熙教授经验方

加味青蒿鳖甲汤：青蒿 6g（后下）、鳖甲 30g（先煎）、生地黄 15g、知母 12g、牡丹皮 6g、秦艽 10g、甘草 6g。

【原按】钟师提出以伏气温病理论指导系统性红斑狼疮的诊治。钟师认为，该病由于素体亏虚、肝肾不足、蕴蒸化热，或由外邪引动而发，阴虚内热、邪毒伏藏是关键病机，并提出清养透解的治疗方法。"清"是强调必须清泄里热；"养"是养阴，充分考虑阴虚之本；"透解"则是伏气温病的治疗大法，必须透邪外达而解。本方养阴透热、入络搜邪，治疗系统性红斑狼疮证属阴虚内热、邪伏阴分者。症见持续低热不退、夜热早凉、手足心热、心烦、斑疹暗红、疲乏懒言、关节痛楚、腰酸、足跟痛、脱发，舌红、少苔，脉细数。虚热明显、体温较高者加地骨皮、白薇各10g；血热盛者加水牛角30g（先煎）、大青叶15g；蛋白尿者加玉米须30g、蝉蜕6g；便溏者减秦艽。

【作者按】钟师擅长治疗系统性红斑狼疮，有来自全国各地的患者群和极为丰富的诊疗经验。从他的经验可以看出，可以拓宽温病学理论知识的应用范围，治疗内科杂病。自身免疫相关的疾病种类众多，有着各种各样的临床表现和器官损害，如何认识它们的中医病机，伏邪理论提供了一个很好的思路。

◢ 五、吴宣富教授（田时雨教授）经验方

镇眩汤：黄芪30g、川芎15g、天麻15g、泽泻15g、茯苓15g、桂枝10g、白芍10g、白术10g、生地或熟地6g、当归6g、柴胡6g、甘草10g。

【原按】此方化痰祛瘀，补益气血。治疗颈性眩晕，或其他眩晕。眩晕病机是复杂的，痰为主要病机，痰、虚、瘀三者杂合而致者最多。镇眩汤方中的茯苓、白术、桂枝、甘草，具有健脾渗湿，温化痰饮之效；泽泻利水渗湿，脾胃健旺，使精血生化有源，痰湿不能聚集；黄芪、川芎、白芍、生地或熟地、当归，一则补益气血，

可固"眩晕"虚之本，再则畅调气血，防"瘀"之至；天麻具有平肝潜阳，燥湿化痰之功能，为治眩要药；柴胡疏肝，使气机条达。肾阴不足加女贞子，枸杞子；肝阳上亢者加钩藤。

【作者按】吴宣富教授毕业于第二军医大学，在珠江医院从事神经内科工作多年，后转业来我科工作。吴教授的研究生导师是神经科领域著名专家田时雨教授，田教授对中医很感兴趣，此方是他的经验方。吴教授在我科以此方治疗许多眩晕患者，获得良效。

眩晕的病机比较复杂，一般可分为肝阳上亢、痰湿中阻、气血亏虚、肾精不足、瘀血阻窍5个证型，但实际上各个证型多有兼见，反而痰、虚、瘀三者并存者居多。就如同前述的炙甘草汤治疗心悸，《中医内科学》将心悸分为气虚、血虚、阴虚、阳虚等多个证型，但临床上阴阳气血俱虚、适合用炙甘草治疗者反而比较常见。

镇眩汤以十全大补丸为底，去附子、党参，加入黄芪、天麻、泽泻、柴胡而成，共12味，化痰祛瘀、补益气血。十全大补丸含附、桂、四君子汤和四物汤，四君子汤不仅补脾，其中白术、茯苓还可健脾以化痰湿，四物汤不仅补血，还可行血。本方中生熟地量小，川芎量大，应为侧重活血祛瘀之意。朱丹溪的"无痰不作眩"和张景岳的"无虚不作眩"对临床具有重要指导价值。以此方加减，可适合大部分眩晕病的治疗。

◢ 六、作者经验方

1. 加味涤痰汤：制南星10g、法半夏10g、枳实10g、茯苓15g、橘红10g、石菖蒲15g、党参20g、竹茹10g、海浮石20g、海蛤壳20g、芒果核30g、五指毛桃30g、炙麻黄6g、北杏仁10g、款冬花10g、甘草6g。

【作者按】涤痰汤出自《奇效良方》或《证治准绳》，药味基本相同。功效是涤痰开窍，主治中风痰迷心窍，舌强不能言。涤痰汤的特点是化痰药与补气之党参、开窍之菖蒲同用，故可治疗痰迷中风。作者创加味涤痰汤治疗中风合并肺炎患者，中风瘫痪，久卧伤气，须用益气化痰之法。故在涤痰汤基础上，加五指毛桃益气，加海浮石、海蛤壳、芒果核化痰，此三药性温和、能化痰，在我院内科和儿科均很常用，加炙麻黄、北杏仁、款冬花以宣降肺气，仿定喘汤之意。临证时，可随证加入温肺寒或清肺热之品。

2. 止极痛方：生白芍30g、生甘草15g、赤芍15g、生地黄15g、桃仁10g、田七粉（冲）3g、延胡索10g、全蝎10g、羚羊角骨15g（先煎）、丹参15g。

【作者按】此方实质上是对芍药甘草汤的发挥。医圣张仲景的芍药甘草汤缓急止痛，后世用之治疗各种疼痛，包括对癌肿疼痛均有良效。有些临床报道中用量很大，每剂药中白芍用至100g以上，但在三甲中医院中，芍药、甘草的用量不能大幅度地超过《药典》规定。止极痛方常用每日1~2剂。顾名思义，本方所治为极其剧烈的疼痛，最典型的是丘脑痛、带状疱疹后神经痛等神经病理性疼痛。虽然近年来普瑞巴林、加巴喷丁等新药上市，但来我院就诊者，常为已经使用了足量西药的患者，极度疼痛、生不如死，可以此方一试，有望减轻疼痛。对疗效的预期不能太过乐观，一般在使用1~2周后，极度疼痛可以减轻为一般意义的严重疼痛。对于真正的神经病理性极度疼痛，很难达到令患者完全不痛。

此方的组方特点，是养阴缓急药与活血通络药相配伍。活血药可以制约养阴药的腻滞，大剂量的养阴药可使活血祛瘀而不燥，相得益彰。芍药甘草汤配以赤芍、生地，增强养阴缓急之功；久病入络，当用活血通络之品，桃仁虽逐瘀力强，但质润、不伤阴，富含油脂，特别适合本病；田七和延胡索是药对，功擅活血止痛；久痛必肝旺，以羚羊角骨咸寒平肝；丹参活血养血，全蝎通络。

阴虚表现明显者用此方最佳，服药后，如果舌苔不腻、胃纳仍佳，大便不烂，即可大胆继续使用，否则应仔细分析病情。若脾虚有湿者，所加之运脾化湿药品须尽量选择不伤阴之品，可加北芪、白术、谷芽、麦芽等运脾，加木瓜、扁豆花、厚朴花、藿香（后下）、佩兰（后下）等化湿，若水湿盛，茯苓、猪苓、薏苡仁等也可加入。

3. 导滞清心汤：枳实 15g、厚朴 10g、石菖蒲 15g、生大黄 15g（后下）、黄连 5～10g、连翘 10g、郁金 10g、灯心草 3 扎、冬瓜皮 30g、淡竹叶 10g、通草 6g、山楂 10g、神曲 10g、甘草 6g。

【作者按】此方由俞根初的枳实导滞汤（《通俗伤寒论》）加减化裁而来。枳实导滞汤的功效是导滞通下、清热化湿，主治"暑湿积滞郁结肠道"证，可见身热稽留、胸腹灼热、呕恶、便溏不爽、色黄如酱、苔黄垢腻等。该证由暑湿之邪郁蒸气分，困阻中焦，并与积滞互结，阻滞肠道所致。暑湿积滞交结肠道，传导失司，故大便溏而不爽，色黄如酱。

俞根初《通俗伤寒论》认为：暑湿黏腻之伏邪，多与肠中糟粕相搏，蒸作极黏腻臭秽之溏酱便。积滞与暑热互结于肠道，非通导不能祛其积滞，又非清化不能解其暑湿，故用大黄、枳实、厚朴、槟榔推荡积滞，通腑泄热；用山楂、六曲消导化滞和中；黄连、连翘、紫草清热解毒；木通利湿清热，甘草调和诸药，体现了通、导、清、化四个字。

枳实导滞汤还体现了一种治法叫作"轻法频下"，暑湿夹滞郁结肠道，非阳明腑实燥结，故不得用三承气汤苦寒下夺。若误投承气大剂峻攻，徒伤正气而暑湿仍然胶结不去。因暑湿夹滞胶着肠腑，故需再三缓下清化，暑湿积滞方尽。正如俞根初所云，"每有迟一二日，热复作，苔复黄腻，伏邪层出不穷。往往经屡次缓下，再次清利，伏邪始尽。"说明此证往往要连续攻下，但制剂宜轻，因势利导，即所谓"轻法频下"，不宜峻剂猛攻。本方停用指征，以胃肠邪尽，湿热夹滞之证消失，大便转硬为度。正如叶天士在《温热论》原文 10 中所载："但伤寒邪热在里，劫烁津液，下之宜猛；此多湿邪内搏，下之宜轻。伤寒大便溏为邪已尽，不可再下；湿温病大便溏为邪未尽，必大便硬，慎不可再攻也，以粪燥为无湿矣。"

在急性脑梗死的病程中，有时可以见到躁狂的精神症状，治疗极为困难，死亡率也较高。如果任其发展，会妨碍正常医学措施的执行，延误治疗，严重者可导致自伤或伤人事件；如果使用了充分的镇静药物，又可能出现血压下降、梗塞加重，或意识水平下降、肺部感染。使用中药辨证论治具有一定疗效，而且比较安全。此时宜参照中医之"狂证"进行辨证论治。根据《中医内科学》，狂证以痰火瘀血，闭塞心窍，神机错乱为基本病机，常见痰火扰神、痰结血瘀、瘀血阻窍、火盛伤阴、心肾失调等证型。而岭南地区气候潮湿炎热，现代人食谱中常有肥甘厚腻之品，作者临证所见中风之躁狂精神症状，以湿热积滞者为多，故仿枳实导滞汤"通导清化"和"轻法频下"之意，创立导滞清心汤治之：加入菖蒲、郁金，取其化痰湿、行气血、开心窍之意；灯心草、冬瓜皮、淡竹叶皆入心及小肠经，泄脏腑之热，并能利尿；据报道，木通有一定的肾毒性，在我院使用较少，多以通草代之。

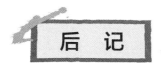

后　记

　　温病学教研室的诸位前辈均是我的良师。

　　刘仕昌教授一生淡泊名利、与世无争。当年我校申报广东省名中医的时候，不小心漏了刘老的名字，工作人员深知失职，十分紧张，可是当刘老得知此事，只是一笑了之。刘老比我大整整60岁，当我悬壶济世之时，他已经高龄，所以我直接向他学习的机会还是比较少的。刘老晚年病重，住院期间一直由我分管，陪伴他度过了人生的最后阶段。刘老用药轻清灵动，最具岭南温病学派特色。他是我校四位终身教授之一，入选"中国百年百名中医临床家"。

　　彭胜权教授胸怀宽广、见识高远。他善于思辨和批判，善于总结和创新，重视辨证，用药果断，颇有大将风范。彭师所用处方，往往是一些众所周知的常用方药，却能解决曾经四处辗转求医的疑难病证，可谓一招中的、气凝山河。彭师门人弟子众多，科里的医生们都喜欢向彭老学习，彭老也诲人不倦。通过跟诊，我获益匪浅。彭老很关心学科的发展，关心年轻教师，他一直对我怀有比较高的期望。彭老是我校首席教授，广东省名中医，曾经主编第六版《温病学》教材。

　　林培政教授谦和中正、举止儒雅，是我的硕士导师，二级教授，广东省名中医。曾任我校副校长，多年来担任中医临床基础学科带头人，为推动我国温病学科的发展做出过重要贡献。他在学术研究之余，喜欢跟我们谈理想、谈人生。本书"昔贤篇"的医案多来自他主编的新世纪全国高等中医药院校规划教材《温病学》。

钟嘉熙教授是我最熟悉的一位前辈，是我的博士导师。从我工作开始，他就是科主任，这种上下级的关系保持了很多年。跟前几位教授的从容风度有所不同，钟教授是急性子，而我也是急性子，所以我们一向比较合拍。我们一起经历过"非典"，那时他兼任广州市"非典"防治中医专家组组长。钟教授治学严谨、兼通中西医学，常能凭借他的经验和见识，指出我的不足。表面上看，他是非常严肃、敬业、讲原则的人；但他也有思维活跃、善于接受新事物的另一面。他很早就会开车，掌握了各种电脑软件的运用。

有人谈及中医学习，喜欢读古书，而不喜欢读现代的书。究其原因大概有二：一是古人成就非凡，"以其求思之深而无不在也"，令我们有高山仰止之感；二是今日中医学术受到种种不良风气的影响，难免充斥低劣作品。然而时至今日，中医具有今日之时代特点，必须认真地研究总结，此为我辈之责任。

我教研室属于岭南温病学派，长期致力于经典理论回归临床。在医、教、研工作中，一批具有丰富临床经验的学者脱颖而出，积累了宝贵的、原创性的经验。本书对本教研室的部分学术经验特色进行了整理，其中既有先贤和明师的知识经验，也有前辈们熏陶之下我的学习所得。

谨以此书献给我的诸位老师。

于征淼

2018 年 06 月 01 日　于广州